¡He Reclamado la Promesa! ¿Por qué No Estoy Sanado?

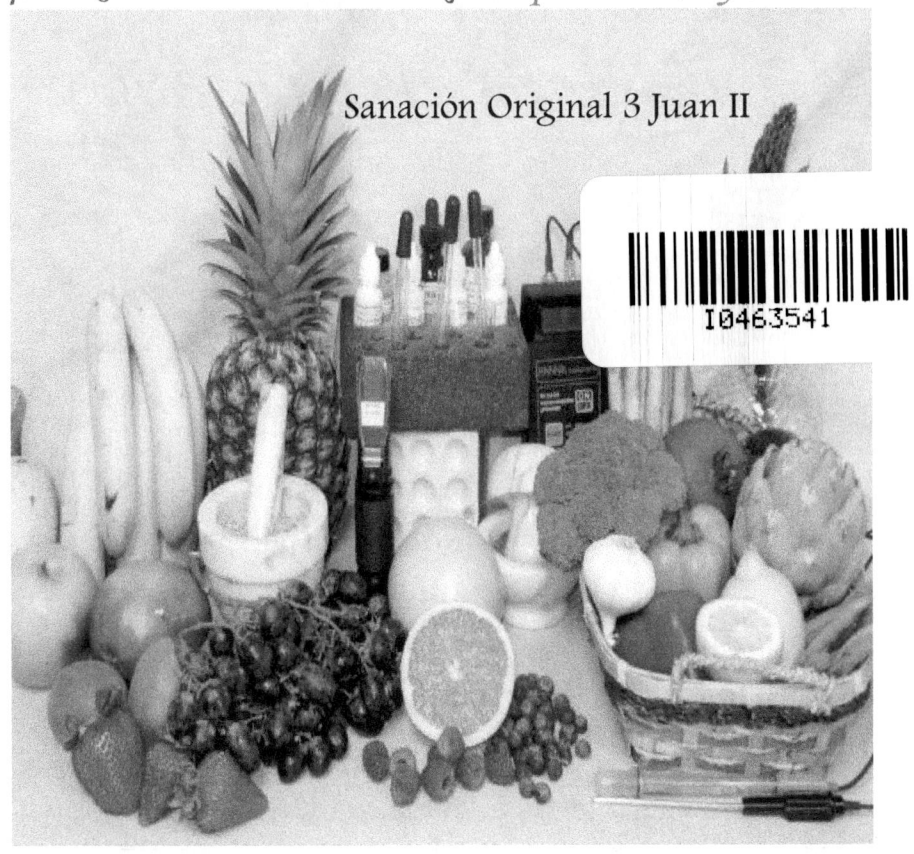

Sanación Original 3 Juan II

I0463541

¡Porque no hay:
"MEDICINAS CURATIVAS"!

Jeremías 30:13, 46:11

Rick L. Lee

Profesional en la Restauración de Salud Misional

NINGUNAS "¡MEDICINAS CURATIVAS!"

Jeremías 30:13, 46:11

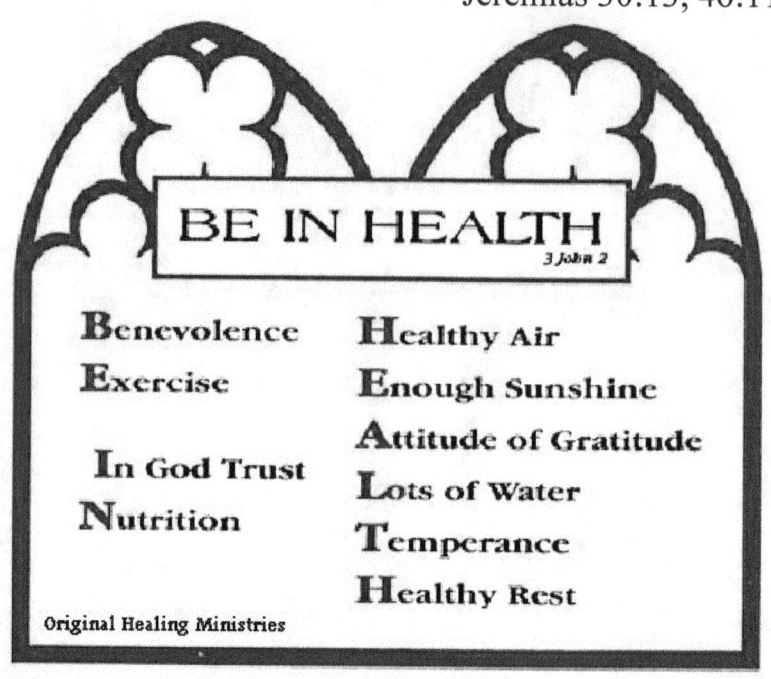

BE IN HEALTH
3 John 2

Benevolence
Exercise

In God Trust
Nutrition

Healthy Air
Enough Sunshine
Attitude of Gratitude
Lots of Water
Temperance
Healthy Rest

Original Healing Ministries

No hay derechos reservados. Se pueden reproducir todas las partes de esta publicación sin permiso escrito del Autor.

Editores: Victor Onkoba and Rick Lee
Imprimido en los EE.UU.

La Tercera Edición. Mayo, 2012

La información en este libro sirve solo para propósitos educativos y no es recomendada como un medio de diagnosticar o tratar una enfermedad. Cualquier asunto con respecto a salud física o mental debe ser supervisado por un "Profesional en Restauración de Salud" que sabe los métodos verdaderos de Dios para la restauración de salud. Ni el publicador ni el autor directamente o indirectamente dan consejo medicinal, ni tampoco recetan cualquier remedio, y no asumen cualquier responsabilidad para ellos que deciden a tratarse.

TABLA DE CONTENIDO

Capítulo IV: Tres Espíritus Inmundos como Ranas

Acerca del Autor

En 1982, una observación de una colega sobre ciertas anormalidades de comportamiento mías (impaciencia, irritabilidad, y a veces una actitud agresiva) me motivó hacer una cita con un naturista. Al completar un "examen Glucosa de tolerancia" que duró seis horas (ver el apéndice A), fue diagnosticado con hipoglicemia. Después, me di cuenta cuan acertado era la descripción de mi colega – expresó exactamente como sentía – tal como quería escapar de mi propia piel. Este evento marcaba el comienzo de un viaje por 15 meses que resultó en la curación completa de mi páncreas. A este día, no tengo problemas de azúcar en la sangre y doy cuenta que no era una coincidencia que me llevó a este naturista. Este era el comienzo de mi odisea para la verdad en la palabra de Dios.

Como un profesional de restauración de salud, Implemento metodologías "Cristianas" y de "curación natural", que son basadas en la forma de curación de Dios encontrada en su Santa Palabra. Yo recibí entrenamiento y certificación en los principios de la Terapia de Láser de bajo nivel de la Sociedad Americana para Terapia de Láser en 2002. En Julio de 2006, me hice colegiado de la Junta Nacional, a través del Comité Nacional de Examinadores Naturistas (Tradicionales). Esta Junta es la primera y comité original de Naturistas en los EE.UU, registrada en el Washington, D.C. Esta designación (Naturista Tradicional) no es reconocida en los estados como Oregón, que licencian médicos de medicina alternativa (ND en los EE.UU), y no debe ser confundido con la Junta de Oregón de Examinadores Naturistas, o las otras 15 juntas de estado que no reconocen la designación "Naturista Tradicional".

Como la mayoría de ustedes, he tenido una experiencia personal con un miembro de familia que murió del cáncer, y otra de resultado de la quimioterapia y tratamiento de la radiación que recibió. Es una triste e impotente posición ver miembros de familia morir; pero después indagarse que el sistema se les ha mentido provoca una justa indignación dentro de sí. Este libro es dedicado a Nathaniel James y Betty Jean Lee a fin de que sus muertes no estaban en vano y para darles y sus amados esperanza para tener confianza en la salud que salva, de Dios. Salmos 67:2.

Con mucho amor Cristiano, Yo oro que el mensaje de este libro le inspira a hacer investigación para Ud. mismo y descubrir "la Verdad". Después, busque el método de Dios para sanar y deje el resultado de vida o muerte en sus manos. "Y ahora, permanecen la fe, la esperanza, y el amor, estos tres; mas el mayor de estos es el amor" I Corintios 13:13.

Como Cristianos, llegue vida o muerte, debemos confiar en Dios y estar en paz con su decisión. Debemos hacer todo posible, humanamente hablando; es decir las Diez Leyes Naturales de Dios, y no aceptar químicas tóxicas, la cirugía, la radiación como nuestra única esperanza. Como el rey

Ocozías inquirió de Baal-Zebub, dios de Ecrón (II Reyes 1:2), muchos van e inquieren del dios de Medicina Moderna. Se da por sentado: ¿"No hay un Dios en los cielos que se van para inquirir del dios de la medicina moderna? 2 Reyes 1:3. La medicina moderna tiene su lugar y es mi intención iluminar los consumidores de la atención sanitaria de la decepción y el fraude perpetrado sobre sus creyentes aterrorizados y desinformados, Oseas 4:6.

La única fuente de sanación verdadera que incluye la restauración de la persona entera – lo mental, lo física, lo emocional, y lo espiritual, viene de Dios en su Palabra viviente y junto con ellos entrenados en las agencias higiénicas y las diez leyes de Salud. Salmo 107:20.

Para más información sobre una "Expo" de Salud y/o un seminario de Salud/la obra Evangelística, póngase en contacto con:

Rick L. Lee, Director
"Original Healing Ministries"
rick@originalhealing.org

Prefacio

En nuestra búsqueda para salud, con frecuencia nos contamos con ellos a quienes consideramos hábiles en el arte de la curación. A veces estos son médicos ortodoxos; otra veces quiroprácticos o naturalistas, y a veces aun incluimos amigos y parientes quienes respetamos.

Sin embargo, a menudo esta relación comienza con una pregunta equivocada que casi siempre tienda a una estrategia equivocada con respecto a la restauración de salud. Frecuentemente hacemos la pregunta: "¿Qué puedo hacer para tratar mi enfermedad?" o "¿me recuperé tomando esta sustancia?". Lo que el Señor Rick Lee va a explicar en este libro es primero como comenzar con la pregunta correcta – "¿Cómo puedo tener la salud exuberante que Dios desea darme?" y luego comenzar un viaje para toda la vida de salud y de buena forma. Dr. Lee explica primero las trampas de muchas sistemas de curación, incluyendo la medicina convencional alopática, y explica los orígenes y suposiciones que lo han causado a desarrollar a un sistema que podría preservar la vida a corto plazo, pero brinda poca asistencia en obtener la salud óptima. Desafortunadamente este puede ser cierto en casos de programas de "curación natural" también. En vez de preguntar qué droga necesito, la pregunta podría ser qué hierba o vitamina curaría mi enfermedad. Ésta es una estrategia para curación fundamentalmente con fallos. Casi nunca la deficiencia de una sola vitamina o mineral causa una enfermedad; por eso rara vez tomando una vitamina o mineral curaría la enfermedad. Por supuesto, nunca es un padecimiento debido a una deficiencia de una droga. Las drogas dan alivio a corto plazo de los síntomas sin proveer la verdadera curación.

Se obtiene la salud y evita la enfermedad por siguiendo algunos pocos principios básicos que aprenderá en este libro. Si usted no aprende nada más de este libro, edúquese como incorporar los 10 principios básicos de salud a su rutina diaria.

1. Confiar en Poder divino
2. Respirar el aire fresco
3. Usar agua pura, adentro y afuera
4. Obtener una nutrición adecuada
5. Evitar sustancias dañinas (temperancia)
6. Ejercer regularmente
7. Descansar bastante
8. Exponerse a luz solar regularmente
9. Cultivar una actitud de gratitud
10. Benevolencia

Dr. Lee le ayudará aprender cómo aplicar estos principios a su vida cotidiana hasta que llegan a ser rutinarios y habituales. Es lamentable que mucha gente va a seguir varios de estos principios y encontrarse enfermos, preguntándose por qué. Hablo personalmente con gente casi todos los días que describen sus hábitos excelentes de comer, uso de suplemento, y que nunca tocarían el tabaco, el azúcar, el café, etcétera, pero todavía quejan de sentirse cansado y débil todo el tiempo. No he encontrado hasta ahora uno que honestamente puede decir que no están violando cualquier de los dichos principios; a menudo no están obteniendo descanso bastante. En este mundo acelerado y de mucho estrés, tenemos que tener descanso apropiado para sobrevivir. Al estudiar este libro, analice cómo puede aplicar todos los principios a su vida diaria y esperar tener una vitalidad renovada, experimentado por solamente pocos.

Jim Daily III, Ph.D.
"Daily Manufacturing, Inc."
Rockwell, NC 28138
www.daily-mfg.com

La Iglesia de la Medicina Moderna[1]

"La Medicina Moderna nunca se llama a sí misma una iglesia. Nunca verá usted un edificio médico que es dedicado a la religión de medicina; siempre dice: "los artes médicos" o "la ciencia médica".

La medicina moderna se apoya en FE para sobrevivir. Todas las religiones hacen lo mismo. Tan mucho se apoya la iglesia de la Medicina Moderna en FE que si todo el mundo de alguna manera olvidaría a creer en ella solamente por un día, el sistema entero se desplomaría. Porque ¿de qué otra manera pueda una institución persuadir la gente, para que haga las cosas que la Medicina Moderna la induce hacer, sin introducir una profunda suspensa de duda? Si no fuera por la fe, ¿Permitiría la gente ser acunados artificialmente, luego ser cortada en pedazos en un procedimiento ni ellos tendrían ni una noción? ¿Tragaría la gente miles de toneladas de pastillas en un año, sin ni siquiera el menor conocimiento de qué harían estos químicos – si no tenía fe?

Corriente a todas las religiones es la afirmación que la realidad no es limitada a, o es dependiente en lo que se puede ver, palpar, gustar u olear. Uno fácilmente se puede probar la religión médico-moderna en esta característica, simplemente por haciendo la pregunta a su doctor "POR QUÉ" bastante veces. ¿Por qué estás recetando esta droga? ¿Por qué me va a beneficiar *esta operación*? ¿Por qué tengo que hacer esto? ¿Por qué tiene que hacer esto a mí?

Solo pregunte usted "POR QUÉ" y tarde o temprano llegará al abismo de FE. Su doctor concederá al hecho que usted no tiene una manera de saber ni entender todas las maravillas que tiene en su disposición, y dirá ¡"solo confíe en mí"!

[1]Confessions of a Medical Heretic, Robert S. Mendelson, M.D. pág. 16,17.

Prólogo

A pesar de los miles de libros que han sido escritos sobre salud y el flujo aparentemente sin fin de medicamento convencional inundando el mercado, el mundo todavía necesita desesperadamente salud mejor; virtualmente millones están en pobre salud. La gente está enferma y muriendo cuya hubiera estado bien si aprendería cómo vivir. Los procedimientos alopáticos comunes son mayormente artificiales, costosos y peor de todo tristemente no curan pero solamente tratan las síntomas de la condición. La palabra de Dios es clara. Dice El en Jeremías 46:11 – "…en vano usarás muchas medicinas y no serás curado."

La filosofía de este libro es utilizar aquellas comidas e hierbas dadas por Dios que ayudan en restaurar un medido de la inmunidad natural del cuerpo contra dolencia. En su palabra Dios ha revelado dónde se puede obtener curación. Dice Jehová en Apocalipsis 22:2 "Y las hojas del árbol eran para la curación de las naciones". El autor de este libro bien escrito resume algunos de las investigaciones recientes que comprueban claramente que los métodos de Dios para la restauración y el mantenimiento de la salud son superiores a las prácticas de Asociación Americana de Medicina (AAM) y otros establecimientos médicos.

Rick Lee lleva a sus lectores a estudiar las metodologías falsas de satanás con respecto a la salud, tomando un enfoque en las evidencias en la historia y la Biblia del sistema de la curación de los Caldeos (Babilonia antigua). Señor Lee desafía a los cristianos en cada lugar a pensar de nuevo sus percepciones de la práctica de medicina alopática actual, comparado con los métodos de nuestro maravilloso Creador Dios.

Finalmente, él termina por exponer sobre los principios de salud según la Palabra de Dios. Estos principios han sido probados y comprobados. Por la fe en Dios y obediencia a sus preceptos, podemos obtener no solamente salud física pero sanación para el hombre entero. "Y dijo [Moisés]: Si oyeres atentamente la voz de Jehová tu Dios, é hicieres lo recto delante de sus ojos, y dieres oído a sus mandamientos, y guardares todos sus estatutos, ninguna enfermedad de las que envié a los Egipcios te enviaré a ti; porque yo soy Jehová tu Sanador." Éxodo 15:26.

Mamon Wilson, Director
"Centurion Bible School of Health Ministry"

La Definición de un "Curandero"

"Uno que asevera tener el conocimiento sobre temas en que es ignorante" El Diccionario Universal de "Oxford"

Según el FDA (Departamento de control de alimentos medicamentos de los EE.UU): "Curanderismo abarca tanto la gente como los productos – hablando generalmente, el curanderismo es información errónea sobre salud". – la "Ficha de Datos" de FDA Noviembre 1971.

"Según la opinión de la medicina alopática, de cierto yo soy un *Curandero sin licencia*. Sin embargo, por lo que a la NUTRICIÓN respecta, el FDA y los médicos alopáticos igualmente son *curanderos*". – Dr. True Ott.

La Definición de la Naturaleza de la palabra "Quack" (el sonido emitido por un pato)
Quack: Una llamada alta y clara que ha desarrollado altamente, para dar las señas a los demás a un refugio lleno de comida buena y nutritiva; también en muchos casos despedido como un clarín que alerta la bandada a peligros posibles y mortales.

Es tu derecho inalienable a decidir a cual *"Quack"* deseas seguir. – Dr. True Ott, Ph.D.

Una Definición de "Medicina"

Medicina (mĕd' ĭ-sĭna), *n.*
3. Una droga o equivalente usado para un propósito no curativo, como un veneno; elixir del alquimista, etcétera. – el Diccionario Colegial de Webster 1916.

Descargo de Responsabilidad:
La información presentada en este libro ha sido obtenida por fuentes auténticas y fiables. Aunque se ha tomado mucho cuidado para asegurar la exactitud de la información presentada, ni el autor ni el publicador asumirá la responsabilidad por la validez de todas las materiales o las consecuencias de su uso. Antes de comenzar un régimen de suplementación nutricional, y/o ejercer, debe consultar un profesional en Restauración de Salud proficiente en las Diez Leyes Naturales de Dios, sobre la Salud.

Ya que es cierto que la nutrición es el fundamento de la salud, y será de nuevo la vanguardia en la prevención de la enfermedad, la información de este libro no sirve para aconsejar la gente que parasen sus prescripciones. Este libro sirve a armar el consumidor de la atención sanitaria con un conocimiento que debe ser usado junto con el consejo de un cristiano culto y profesional en la restauración de salud.

A este fin oro que cada persona que teme Dios, pero especialmente cristianos, se despertarán y se desvestirán de manto de tinieblas y de la superstición actual, y confiarán en Dios con sus vidas. Como Abrahán confió en Dios y estaba dispuesto a sacrificar a Isaac, teniendo en cuenta que Dios era fiel a resucitarle de los muertos. Que seguiremos la Divina manera de sanación, hasta aún perder nuestras vidas en Cristo Jesús y confiar que Dios es fiel para resucitarnos en su segunda venida.

Solo debido a las leyes médicos actuales, digo lo siguiente: la material en este libro no sirve para reemplazar el consejo o cuidado médico. Sin embargo, está dirigida a los cristianos para señalar la disciplina correcta de la atención sanitaria, para su necesidad en la restauración de salud. Recuerde, la religión de la medicina moderna continua a "practicar la medicina" con usted como su sujeto en sus probetas. Antes de decidir cualquier tratamiento, procedimiento medical, etcétera, obtenga dos o más opiniones profesionales y entonces busque a Dios para sabiduría.

Dios se le ha mandado su Palabra para sanarle y socorrerle de la destrucción (Salmos 107:20); tanto física como espiritualmente, de la corta (cirugía), la quemadura (la radiación), y el veneno (la quimioterapia y las drogas) – del sistema de la medicina moderna.

Rick L. Lee

Introducción

Para lograr y/o mantener la salud óptima, una persona tiene que poner esfuerza. La mayoría de gente sabe de la moda más reciente o como el motor de su carro funciona, más de cómo su cuerpo funciona.

El cuerpo humano es compuesto de células individuales. Éstos forman nuestros órganos como el corazón o los riñones, que entonces forman parte de los sistemas del cuerpo como el sistema digestivo o circulatorio. El cuerpo humano es una fábrica electroquímica muy compleja e intrincada. Mucho de los órganos son controlados eléctrico o químicamente por sales minerales y hormonas, y éstas controlan muchas funcionas del cuerpo. El fallo de un órgano es causado a menudo por una combinación de interacción defectuoso eléctrico, químico, u hormonal. Yo creo que es un desbalance eléctrico y/o químico que provoca un nivel de hormona bajo o desequilibrado, que a su vez no puede sostener la salud. Este es un proceso que tomaría años para desarrollar en enfermedades como cáncer. Un cuerpo que es químicamente desequilibrado, creo, es un factor mayor en permitir que la enfermedad agobiase el sistema inmune.

Cuando Dios formó el hombre de la tierra, como registrado en Génesis 2:7, vemos que el hombre fue hecho de elementos. Recuerde la "Tabla Periódica de Elementos" de química en la escuela secundaria (véase apéndice B). El cuerpo humano necesita aproximadamente 88 de los 110 elementos para mantener o lograr la salud óptima. El médico James Balch y su esposa la Sra. Phyllis, en su libro "Prescription for Cooking" (*La Prescripción para Cocinar*) página 18-26 enumeran los órganos del cuerpo del humano y los nutrientes necesitados para mantener en salud cada órgano. Por volumen, el cerebro utiliza más potasio que cualquier otro órgano, el hígado más calcio, los órganos reproductivos magnesio, etcétera. Ni una vez menciona el doctor Balch las toxinas, venenos, o minerales inorgánicos. Por muchos años los científicos se burlaba a la simplicidad aparente de la historia bíblica que Dios uso el "polvo de la tierra" para construir los elementos complejos y las moléculas que constan un ser humano. Sin embargo, después de un centenario de examinación científica de los elementos dentro del cuerpo del ser humano, los científicos han sido sorprendidos a descubrir que la arcilla y la tierra tienen cada elemento encontrado en el cuerpo del ser humano. Un artículo en el periódico "Readers Digest" titulado "Como la vida comenzó en la Tierra" en noviembre de 1982, describe un descubrimiento fascinante por investigadores de NASA (Agencia Nacional Aeroespacial Norteamericana), confirmando la cuenta Bíblica que cada elemento en el cuerpo humano está en la tierra.

Los científicos concluyeron que la posición postulada por la Biblia de la creación de vida no es lejos de la realidad. La conclusión: ha sido probado científicamente que la nutrición del cuerpo humano son los minerales orgánicos y no los inorgánicos ni los químicos tóxicos.

La conclusión lógica sacada del descubrimiento de los investigadores de NASA en el Centro para Investigación en Ames, es que necesita nutrición adecuada para mantenernos en salud y/o restaurar salud. La refinación moderna de la comida en los EE.UU comenzó alrededor de la década de 1940, para preservar productos comestibles. A los procesadores de comidas, les importa más el tiempo de caducidad que las vidas de los seres humanos. Por quitar el salvado y el germen de trigo, la harina para hacer pan no se podría tan rápido. Este proceso, sin embargo, quita 22 vitaminas y otros nutrientes. Mateo 19:6 nos dice: "Lo que Dios ha unido, que nadie separe". La mayoría de los cristianos aplican este pasaje al matrimonio. Sin embargo, el pasaje dice "lo que Dios ha unido", y esto incluye la comida. Aunque el hombre había decidido separar nutrientes para obtener un largo tiempo de caducidad y para ganar dinero, los científicos a lo largo descubrieron que la harina procesada estaba causando una deficiencia en las vitaminas B1, B2, B3, e hiero en la población Americana. Por ende, el congreso aprobó la legislación de Enriquecimiento en 1948 que forzó a la industria añadir ellos cuatro ingredientes en la harina que habían "refinado".

La palabra *refinado* significa *libre de impuridad.* Dios creó un grano entero, *trigo*, conteniendo el salvado, el germen, y 22 otras vitaminas y nutrientes, ¡que el hombre califica *impuridad* y la quita! Las etiquetas en sus marcas dicen "fortalecidos". ¿Cómo se puede fortalecer algo que primero se ha robado y pervertido? Las comidas que ponemos en nuestros cuerpos han sidas refinadas o mejor dicho, "destruida por la arrogancia del hombre que toma las comidas de Dios, las cambia a su gusto, placer y avaricia". Estas comidas refinadas o *destruidas* también destruyen nuestros cuerpos.

Hay un hecho bíblico tocante salud que es simple pero profundo, y que al entenderlo, ¡tendrá una revelación! En Mateo 28:19 leemos, "Váyanse y enseñen a **todas las naciones,** bautizándoles en el nombre del Padre, y el Hijo, y el Espíritu Santo..." Se conoce esto como la gran comisión del evangelio en el nuevo testamento. En Salmos 67:2, leemos "qué tu camino sea conocido en la tierra, tu salud que salva en **todas las naciones**. ¡Hay dos cosas comisionadas para alcanzar a todas las naciones; el evangelio de Jesucristo y la salud de Dios que salva!

Capítulo Uno: Reconocer la Fuente de Vida, Conocimiento y Amor
¿Qué es la Salud Redentora de Dios?

Pensamos que sabemos el evangelio cuando Dios dice que "hay un Señor, una Fe, un Bautismo..." (Efesios 4:5). Si somos confundidos con respecto al evangelio con muchas denominaciones diferentes, religiones y creencias, ¿cómo podemos ser tan arrogantes a pensar que sabemos el camino de Dios con respecto a sanación? El 3 Juan 2 dice, "Amado, deseo más que todo que prosperes y estés en salud, aún como tu alma prospere". ¿Qué es el alma? En Génesis 2:7 leemos, "y Jehová Dios formó el hombre del polvo de la tierra, y sopló en sus nariz el aliento de vida; y el hombre fue un alma viviente". Job 33:4 confirma y aclara este hecho. ¿Entonces cómo prospera el alma? Primero, para que prospere el alma, tiene que nacer de nuevo del Espíritu de Dios. Jesús contestó y lo dijo, "de cierto, de cierto te digo, a menos que un hombre renaciere, no puede ver el reino de Dios". Juan 3:3. "Siendo renacido, no de semilla corruptible, pero de la incorruptible, por la Palabra de Dios que vive y permanece para siempre". 1 Pedro 1:23. "No maravilles que te digo hay que renacer de nuevo". Juan 3:7.

El segundo aspecto de la prosperidad del alma tiene que ver con el estado de nuestro ser físico. Al examinar más detenidamente el "polvo de la tierra", los científicos de la NASA han probado que cada elemento en el cuerpo del ser humano está en la tierra. En otras palabras, se toma aproximadamente 88 elementos (nutrientes) encontrados en la tierra para estar en buena salud. La salud renovante de Dios es vivir por sus diez mandamientos de salud a fin de proteger el cuerpo y especialmente la mente. Es muy difícil a servir al Señor con un cuerpo y/o mente enferma y débil.

El evangelio de la verdad, el de la justicia, y el de la salud, son todos partes del evangelio eterno de Jesucristo. El hecho es "No puede beber de la copa del Señor y de los diablos; no puede participar de la mesa del Señor, y de los diablos" 1 Corintios 10:21. Como cristianos hay que diferenciar entre lo que es de Dios y rechazar (abstinencia) de lo que es del diablo. Hasta que entendemos esto, continuaremos morirnos de las mismas enfermedades que las de los egipcios.

Es el objetivo de este libro enseñarle los requerimientos básicos del cuerpo y los diagnósticos simples y baratos pueden hacer usted misma en casa para analizar, monitorear, y determinar lo que su cuerpo necesita con respecto a la nutrición. Tiene que participar activamente en su propia atención sanitaria para evitar la enfermedad y mantener "Salud Óptima". La medicina moderna es una religión pagana basada en la decepción de un proceso secundario nombrado "síntomas", como la causa principal de la enfermedad. Su dios es la probeta o la ciencia falsamente llamada (1 Timoteo 6:20). Hay médicos cristianos y sinceros usando modos y tratamientos no cristianos, y recetando venenos contra la palabra de Dios. La iglesia ha dado mucha de su responsabilidad social al estado, o coopera con él por el estatuto civil "501 (C) 3", haciendo la iglesia una entidad creada por el estado. Por ello el estado llega a ser el dios de la Iglesia. Si la Iglesia habla en contra de un tema, el estado simplemente amenaza quitar su estatus libre de impuesto. Esta unión civil, junto con "Todo lo que está en el mundo, la codicia de la carne, y de los ojos, y el orgullo de la vida, no es del Padre, pero del mundo". 1Juan 2:16, es la causa que se llama la iglesia Laodicea (Apocalipsis 3:14). "Miren que ningún hombre les engañe..." Mateo 24:4.

El Objeto Final es la Vida Eterna

Mi deseo es compartir con todo el mundo la salud óptima y cómo mantenerla y/o restaurarla una vez que desgastada. Sin embargo, para lograrlo y bien entender las leyes de salud y la causa de la enfermedad, uno tiene que reconocer la Fuente de toda vida y el Creador del ser humano por diseño inteligente. Es el amor de Dios hacia usted que lo induce a decir, "Amado, deseo más de todo que prosperes y estés en salud, tal como lo es tu alma". 3Juan 2. La implicación directa es que al aceptar y vivir por cada palabra que proviene de la boca de Dios (Mateo 4:4), tu alma va de la muerte a la vida y puede tener la vida más abundantemente (Juan 10:10); es decir la salud óptima.

Dice Dios, "Amado, deseo más de todo que prosperes y estés en salud". Implícita en este deseo es una decisión. Conforme con el diseño inteligente del cuerpo humano, Dios deja el poder de la decisión dentro de la esfera del intelecto humano; tal como nuestra decisión para la salvación. Él sabía cuándo habló esas palabras que la perversidad del hombre establecería intencionalmente un sistema diseñado para causar dolor, sufrimiento y la muerte a la familia humana. Sabía también que por mal interpretación de las Escrituras, la familia humana intentaría comer y beber de "la copa del Señor y la de diablos" 1 Corintios 10:21. Y finalmente, Dios sabía antemano que por ignorancia, la humanidad sería esclavos a su casi 100.000 señores del gustar (papilas gustativas), causándola a ser intemperantes en la dieta y la moralidad. Se discute la dieta en detalle en el capítulo *las Diez Leyes Naturales de Salud.*Al leer este libro, recuerde que el objeto último de la vida es lograr la vida eterna. Hay un lugar para la medicina alopática en la atención sanitaria; pero no es en tratar la enfermedad como la primera línea de defensa. A veces, mayormente por ignorancia, nuestra salud se empeora al punto que químicos fuertes alopáticos son necesarios para mantener la vida de una persona o quitarla de una situación amenazante a su vida. Mejor que todo es morir confiando en Jesús con todas las facultades funcionando bien que vivir una vida con baja calidad, apoyándose en el brazo de la carne. Cualquier persona, que cree en un Creador supremo, tiene que pensar de nuevo sobre la atención sanitaria.

Es posible lograr lo parece como salud para una semana, un mes, un año, o cinco años como pacientes de cáncer que usan quimioterapia. Luego la enfermedad reaparece en una forma más mortal, matando la víctima sin aviso y muy rápido, todo porque su sistema inmunitaria había sido comprometido. Es mi deseo compartir con el lector el entendimiento de la salud renovadora de Dios. "Su camino sea manifestado en la tierra, su salud que salva a todas naciones". Salmos 67:2. Dios está implicando que hay salud para muerte tanto como hay salud para vida, y solamente la manera de Dios de sanación trae vida. Esa manera encubre lo mental, lo físico, lo espiritual para lograr salvación y salud.

Quiero ampliar cuatro puntos, y entonces dejaremos que la historia, la ciencia, y la Palabra de Dios hablen a nosotros. Entonces usted, lector, tiene que "Escoger hoy a que servirá; o los dioses que sus Padres sirvieron en el otro lado de la inundación; pero para mí y mi familia, serviremos a Jehová". Josué 24:15.

Primero punto: En Tito 1:2 y Hebreos 6:18, nos dice que Dios no puede mentir. ¿Cree en esto? Si cree, tiene problema; si no, tiene problema, y es obvia. Si cree que sí, ¿entonces por qué está tomando medicamentos, cuando Dios dice "No hay quien juzgue tu causa para salud: no hay para ti eficaces medicamentos." Jeremías 30:13. También, "Sube a Galaad, y toma bálsamo, virgen hija de Egipto: por demás multiplicarás medicinas; no hay cura para ti. ..." Jeremías 46:11. Ahora recuerde, Dios no puede mentir. ¿Entonces qué es la decepción que ha sido perpetrado sobre nosotros, gente Americana – crédulo e ignorante? Más importante, ¿por qué no confías en Dios, tomándole por su Palabra, y no caer enfermo? Recuerde, Dios no puede mentir porque Él le prometió a usted, "Y dijo: Si oyeres atentamente la voz de Jehová tu Dios, é hicieres lo recto delante de sus ojos, y dieres oído a sus mandamientos, y guardares todos sus estatutos, ninguna enfermedad de las que envié a los Egipcios te enviaré a ti; porque yo soy Jehová tu Sanador". Éxodo 15:26. ¿Qué era las enfermedades de los egipcios? Según paleontólogos modernos, que recientemente desenterrados más de 100.000 mamíferos egipcios, ellos sufrieron de: la enfermedad cardíaca, el cáncer, la diabetes, la gota, la artritis, las hemorroides, y la tuberculosis. *Antiquity of Disease (La Antigüedad de la Enfermedad)* R. Moodie, University of Chicago Press; J. Thorwald, Science and Secrets of early Medicine, (39); and D.P. Ucko, American Review of Respiratory Disease, (90). ¡Estas son las mismas enfermedades que los cristianos sufren actualmente! O Dios es un mentiroso o Sus hijos no entienden ni el poder engañoso del enemigo ni el poder de Dios, ni tal vez ambos.

Segundo punto: "Toda ciencia verdadera es nada más que una interpretación del escritura manuscrita de Dios en el mundo material. La ciencia trae de su investigación nuevas evidencias de la sabiduría y poder de Dios". White, *Patriarchs and Prophets*, pág. 599. Pablo nos avisa en su amonestación, "Oh Timoteo, guarda lo que se te ha encomendado, evitando las profanas pláticas de vanas cosas, y los argumentos de la falsamente llamada ciencia:…1Timoteo 6:20. La ciencia es medida por la Palabra de Dios, y no la Palabra por ciencia.

Después de 70 años de investigación de cáncer por la sociedad Americana para Cáncer y billones de dólares federales y de la población, no estamos más cerca de tener una cura para cáncer. Pues, ya ve usted, este negocio es demasiado bueno para sociedades secretas, carteles, y asociaciones, para cerrar la tienda; mientras que puedan inducirle creer que están buscando un tratamiento, o pueden evitar la muerte de una enfermedad, como el cáncer, enfermedad cardíaca, diabetes, etcétera, mientras esperando que usted les dará su última moneda. "Así ha dicho Jehová: Maldito el varón que confía en el hombre, y pone carne por su brazo, y su corazón se aparta de Jehová.". Jeremías 17:5. "Hay camino que al hombre parece derecho; Empero su fin son caminos de muerte" Proverbios 14:12. Al opinar sobre el ojo, aún Carlos Darwin tenía que confesar, "Reflejando de él y cómo se puede ser posiblemente producido por la selección natural me hace enfermo" –Charles Darwin.

La ciencia es una perversión de sí misma a menos que tiene, como su objetivo final, el mejoramiento de la humanidad. – Nikola Tesla, 1919

Tercero punto: En Apocalipsis 18:1-4, el cuarto ángel está llamando la gente verdadera de Dios que salgan fuera del sistema Babilónica que incluye la adoración, la atención sanitaria, y cualquier otro sistema que está opuesta a los métodos de Dios. El sistema Babilónica sabe del modo de Dios de curación. Es por eso que legislan leyes y usan tácticas de fuerte mano para suprimir modos naturales de sanación que son más efectivos que quimioterapia o la radiación. Ahora, el gran esfuerzo es para legislar leyes que darían a las compañías farmacéuticas el control sobre las vitaminas, minerales e hierbas.

Yo creo que este es parte de la razón que el Departamento de Control de Alimentos y medicamentos de los EE.UU (FDA por su sigla en Inglés) tomará control de suplementos naturales. **"Planes para extender *Codex* al EE.UU y por todo el mundo:** La Comisión de las Naciones Unidas, *Codex Alimentarius,* ayudada por el Departamento de Control de Alimentos y medicamentos de los EE.UU, ve que la *Directiva de Comida y suplementes,* de la Unión Europea, sirve como un patrón básico ¡que debe ser seguido como el estándar global para comercio con respecto a suplementos dietéticos!
Estándares de la "armonización" del Departamento de Control de Alimentos y medicamentos de los EE.UU (FDA): el FDA está actualmente trabajando, preparando "directivas" para la "armonización" de su leyes de suplementos dietéticos, a fin de concordar completamente con el "estándar internacional" excesivamente restrictivo puesta por la *Comisión Codex Alimentarius* de la UE. http://www.cfsan.fda.gov/~dms/dscodex.html.

Al investigar la iniciativa para adquisición propuesta, uno tiene que preguntarse ¿por qué? Cada año, no hay reportado ni un muerte directamente atribuido a las vitaminas, los minerales, o las hierbas. Sin embargo, en 2003 un grupo de médicos e investigadores calcularon que los tratamientos en el hospital son de hecho la causa primordial de la muerte en los EE.UU, a una cifra de 783.936
Algo para reflexionar: Con el conocimiento público de "la Iniciativa para la Despoblación Mundial" del grupo Global 2000 y el programa para el "Control de la Población" de las Naciones Unidas; y en segundo lugar con la adquisición y control de suplementos naturales, ¿puede finalmente ser desatado el bien publicitado gripe aviar u otra pandemia? ¿Cómo ayudaría a sí mismo y a su familia? Con un sistema inmunitaria fuerte, un conocimiento de tratamientos usando agua (hidroterapia), y remedios de hierbas, la mayoría de las enfermedades incluyendo el cáncer pueden ser derrotados. Esto es lo que una médica tiene que decir, "Si la gente entendiera cómo la enfermedad se desarrolla y lo que determine la severidad de los síntomas, no tendría un temor irracional de la "gripe aviar".

Sabía cómo fortalecer su inmunidad por la dieta y estilo de vivir, y estaría confidentes que al estar enfermos de la influenza, podrían adecuadamente tratarla. También daría cuento que las vacunas no previenen las enfermedades". Dra. Sherri J. Tenpenny. Lograría también la eliminación de la competencia, pues la misma gente que tienen y controlan la industria farmacéutica controlaría la industria de los suplementos naturales en los EE.UU.

Cuarto punto: Para que las drogas prescritas curaran, tendrían que agobiar la resistencia natural del cuerpo o lo que se llama la potencia vital. La ley de la naturaleza más fundamental provoca esta resistencia que Dios ha puesto en todas las criaturas vivientes. Hasta que la medicina alopática pueda comprobar a la pública su habilidad a debilitar la resistencia (vida), sin matar el paciente, los millones y millones de dólares mal gastados en las investigaciones deben ser gastados responsablemente. Hablaré sobre esta ley más tarde en el libro. El cuerpo tiene dos tipos de energía, las cuales compararé a unas cuentas de un banco – el de los ahorros y la cuenta corriente. La última simboliza la energía inmediatamente disponible, y es lo que debemos usar todos los días y recargar al dormir. La primera simboliza la potencia vital que debe ser usado solamente en emergencias u otras situaciones similares. El cuerpo comenzará a averiarse si tiene que usar esta energía por un tiempo prolongado. Cuando esta energía en reserva cae bajo un nivel crítico, no regresará, y finalmente la muerte es el resultado. Este es lo que pasa a pacientes de cáncer. Ya no tienen más energía para continuar luchando; se vuelven débiles, cansados, y por fin mueren. Desafortunadamente, la mayoría de la gente está gastando esta energía reservada, y no podrán sostener una batalla prolongada contra una enfermedad o injuria accidental.

El Objetivo Verdadero de la Educación
"El objetivo verdadero de la educación es restaurar la imagen de Dios en el alma. La gran obra de la vida es la formación del carácter; y el conocimiento de Dios es el fundamento de toda educación verdadera." *Mind, Character, and Personality*, 1er Tomo, Southern Publishing Association, Nashville, TN, Ellen White, página 596.

El doctor Julius G. White en su libro *"The Christian's Experience (La Experiencia del Cristiano)*, da cinco razones porque los Cristianos deben estar a cabeza en este campo de conocimiento; es decir el campo de la atención sanitaria (pág. 168-176). **Primera**: profesamos creer en el Creador y en sus obras de designio inteligente más profundamente que cualquier otra gente en la tierra; somos los más fundamentales de todos los fundamentalistas. Nuestra profesión para observar el Sábado del cuarto mandamiento como el día del descanso y recuperación; como el memorial de la creación, y cuya observancia es digno de ser promovido en el mundo entero, nos coloca en esa posición, marcando y distinguiéndonos de todos los demás por causa de esta creencia y obra. Por eso, cuando estudiamos la ciencia de cualquier tipo, debemos aproximarla con reverencia. Reconozcamos que estamos investigando arreglamientos de materia y las leyes que la gobiernan, permanente puestas por el Creador en la semana de la hace seis mil años. Estimamos a Dios como el Autor de los hechos y las verdades que estamos tratando a aprender y comprender con nuestros intelectos débiles. Si nuestro interés es entender los órganos del cuerpo y sus funciones milagrosas y misteriosas, el secreto proceso de la vida, debemos ser los más agudos de toda gente, porque nuestra creencia en el Creador es la más profunda.

A lo demás, nuestro progreso en tal conocimiento debe ser mucho más avanzado de toda otra gente porque tal profesión lógicamente nos trae dentro de la influencia y la instrucción del Creador. La posición que profesamos ocupar debe traernos al contacto y comunión más íntimo con Dios que otros. De la perspectiva de Dios, El sí desea ser el Maestro de su gente en las áreas de la ciencia, la medicina, la salud, y la obra médico misionera, tanto como en todas las otras líneas de la educación e investigación de la verdad. Nos da promesas si lo escuchemos a su voz diligentemente (Deuteronomio 28:1-6).

Segunda, debemos saber la fisiología porque es un estudio de nosotros mismos. Debo tener un conocimiento de mí mismo más íntimo que cualquier otra cosa en el mundo. Yo vivo por el bienestar de mis órganos al nivel celular. Debo estar más interesado en las funciones de mi corazón y cerebro que el motor de mi caro o la moda. La ignorancia popular en este asunto es horrible; la falta del interés en este tipo de información es vergonzosa. Dado que las leyes de la naturaleza son las de Dios, plenamente es nuestro deber estudiarlas atentamente. Debemos estudiar sus requerimientos con respecto a nuestros cuerpos, y conformar a ellos. La ignorancia a estas cosas es muerte.

Tercera, la preservación o pérdida de la salud es envuelta en la cuestión de la fisiología. Las leyes de la nutrición, la asimilación, y el metabolismo son fijas; son irreversibles. La comida es comida, y el veneno es veneno; una bendición viene con el uno y una maldición con el otro. El comer de comida de baja calidad lentamente agota la maquinaria humana a lo largo. "No se engañen: Dios no puede ser burlado: que todo lo que el hombre sembrare, eso también segará" Gálatas 6:7.

La cuarta razón que los hijos de Dios son interesados en la salud y la fisiología es por el beneficio del desarrollo del carácter. El tipo del carácter desarrollado depende mucho en el conocimiento y uso de los cinco sentidos al operar a través de la mente (el olfato, el tacto, el gusto, el oído, y la vista). El ejercer del poder de la elección, la cual es el principio vital en la formación del carácter, es realizado por estos sentidos.

"El cuerpo es el único medio por el cual la mente y el alma son desarrollados para la formación del carácter. Por tanto es el sitio dónde el adversario de almas se enfoque sus tentaciones para debilitar y degradar los poderes físicos. Su éxito aquí significa el rendimiento a maldad del ser entero". *El Ministerio de la Curación*, Pacific Press Publishing Association, Mountain View, California, 1909, Sra. E.G. White, página 130.

La Quinta Razón los hijos de Dios deben saber y entender sus cuerpos, es que "El hombre fue creado en la semejanza de Dios", no solamente en carácter, pero en forma y rasgo. "Y Dios dijo, 'hagámonos el hombre en nuestra imagen, según nuestra semejanza...'" Génesis 1:26. Esta perspectiva solemne del hombre, consistiendo de las partes y los órganos gobernados por leyes, que en su totalidad eran un "espécimen de Jehová" ensalza el estudio de la fisiología a los cielos. Cuando se entiende la fisiología de la perspectiva que Dios nos diseñó, nos creó, nos redimió, nos santifica por su palabra, y nos glorificará en su segunda venida, entonces ¿quién se atrevía poner un veneno en el "homólogo de Dios" para dejar su efectos persistentes y malos por años, tal vez por toda la vida? *The Christian Experience* (La Experiencia Cristiana), Northwestern Publishing Association, Sacramento, Calif., 1945, Julius G. White, p. 168,176.

En el idioma hebrea, al contar, a la misma vez está escribiendo; y al escribir, está contando a la misma vez. En la palabra de Dios, los números tienen sentido también. Por ejemplo, el número siete significa terminación o perfección; cinco es el número de la gracia y la redención. El número diez representa todo. En el libro de Daniel 2:31-35, 41-46 tenemos un imagen con diez dedos del pie. Lo que quiero que se note es el versículo 44: "...el cual desmenuzará y consumirá todos estos reinos, y él permanecerá para siempre." La imagen representa todos los sistemas falsos, incluyendo la del sistema alopático que básicamente maneja la muerte. Ahora vayan a Mateo 25:1-13 para ver como Dios ve a su Iglesia. El primer versículo habla de diez vírgenes. Fíjese que Dios está hablando acerca de Su iglesia (comparada al reino de los cielos) en estos últimos días. Por favor observe detenidamente que todos cabecearon y se durmieron. El tiempo para despertarse ya está acabándose, como Pedro dice: "Por lo cual, teniendo los lomos de vuestro entendimiento ceñidos, con templanza, esperad perfectamente en la gracia que os es presentada..." 1 Pedro 1:13. Como un hijo de Dios, tiene que entender que comienza en la mente la batalla para su alma. La medicina alopática con los medicamentos recetados y la quimioterapia tóxica están espiritualmente acunándose a usted. El lobo frontal de la mente es la única localización en el cuerpo humano dónde Dios directamente comunica con el hombre. En el capítulo "La Palabra de Dios Respecto a las Drogas", yo comparto con usted la perspectiva de Dios acerca de las drogas recetadas.

Capítulo Dos: Cómo Comenzó la Falsificación
El Origen de las Filosofías Competitivas de la Atención Sanitaria
La medicina moderna ha hecho muchos avances necesarios en procedimientos salvavidas. Si fuera en un accidente y ocupara un procedimiento para salvar mi vida, no iría a un quiropráctico, un naturista u otra disciplina para la atención sanitaria. Este libro trata específicamente con la enfermedad; especialmente enfermedad crónica. Por decir enfermedad crónica, doy por sentido el cáncer, la artritis, la enfermedad cardíaca y la diabetes. Al comparar los métodos del hombre con las instrucciones de Dios dadas en su Palabra, veremos que Sus métodos originales para sanar son actualmente superiores a las drogas y el espiritismo de la Nueva Era.

La sanación natural es el sistema reconocido más antiguo. Antes de la cirugía y el aislamiento sintético de las sustancias químicas, muchas culturas se aprovechaban de comidas, el agua, e hierbas enteras para lidiar con una variación de problemas de salud. Los egipcios antiguos usaron el hígado para ceguedad nocturna. Los chinos, hace 3000 años, por ejemplo usaron kelp (alga marina) por la salud del tiroides. Los indios nativos (tanto como otras culturas) usaron varias hierbas para promover la sanación. Varias formas de la hidroterapia han sidas usadas por muchas culturas (los egipcios, los chinos, los hebreos, los griegos, los asirios, los persianos, los hindúes, etcétera) por miles de años.

"La excavación de las ruinas antiguas, especialmente de la obra realizada en Egipto, reveló el hecho que la enfermedad fue tratado por el ayunar, el purgar, los eméticos, las sudas, etcétera, todos con el fin muy evidente de ayudar la naturaleza a descargar desperdicios estorbantes que estaban claramente causando la enfermedad. Parece que las enseñanzas aceptadas en la manera de cuidar de los enfermos eran muy similares a nuestros métodos actuales de la medicina natural; es decir estar conformado con los esfuerzos indicados de la Naturaleza, durante enfermedad." *Combining Old and New: Naturopathy for the 21st Century*, (Robert J. Thiel, Ph.D., N.H.D).

La Historia Antigua la Sanación Espiritista

"Y Cush engendró á Nimrod, éste comenzó a ser poderoso en la tierra.
Éste fue vigoroso cazador delante de Jehová; por lo cual se dice: Así como Nimrod, vigoroso cazador delante de Jehová. Y fue la cabecera de su reino Babel, y fue la cabecera de su reino Babel, Erec, Acad y Calne, en la tierra de Sinar." Génesis 10:8-10.

"Los primeros habitantes sumerios, cuya religión era aceptada por los habitantes siguientes – los babilonios y asirios, tenían un inmenso panteón de casi 4.000 deidades. Seis dioses, sin embargo formaron la jerarquía superior; uno de ellos seis seres, Shamash, el dios del sol, según lo presumido dio el código a Hammurabi (que es el código de la medicina en Babilonia antigua). El número de los cleros era grande y su poder inmenso. Todos de los líderes tenían cuidado a no ofender el sacerdote, que era el representante en la tierra de los dioses varios en los cielos, en las aguas y debajo de la tierra. Aparentemente los sacerdotes eran también los jueces, los abogados, y los médicos, que cosa era lógica porque la ley y la medicina era de origen divino". *A History of Medicine,* Ralph Major, p. 28.

El sacerdote enseñaba a la gente que la enfermedad yacía fuera del control del individuo. "Se dice que la astronomía es la mayor de las ciencias y en todas las civilizaciones más antiguas encontramos que ella (la astronomía) aplicaba a los asuntos prácticos de la vida como la astrología. Este rasgo, simbolizado…con todas sus señales del zodíaco es la esencia de la medicina Asiro-babilónica. Las guerras, las epidemias, las hambrunas y el suceso de los monarcas eran estudiados con respecto a…los eclipses, las cometas, y los cambios en la luna, las estrellas, y otros eventos meteorológicos. Así la astrología y la interpretación de agüeros o presagios combinaron para formar una prognosis… El primer médico en Babilonia era un sacerdote o el primer sacerdote un médico… sin embargo, a lo mejor el médico babilónico tomó por entendido la enfermedad como una obra de demonios que pululaban por la tierra, el aire, el agua, y contra quienes el recitó letanías y conjuros". Fielding Garrison, MD. Pág. 61,62.

Permítame ayudarle a entender el significado de ese último párrafo. La ciencia pre-moderna creyó que la enfermedad era causada por los demonios; el estilo de vida y la dieta no tenían nada que ver con ella. En este período de la ciencia moderna, la mente docta, culta, e intelectual no atribuye primeramente la enfermedad a un demonio, sino preferiblemente a un germen que invade el cuerpo; es decir la Teoría del Germen de Louis Pasteur.

En años recientes, cinco fuentes fiables han establecido claramente el vínculo entre la dieta, el estilo de vida, y la enfermedad. (1) Linus Pauling – dos veces ganador del Premio Nobel, (2) La segunda sesión del

Congreso 74, (3) C. Everett Koop, M.D., Sc.D. – dos veces Director general de Salud Pública, (4) La Organización Mundial de Salud (OMS), y (5) *El Estudio Chino*, todos confirman científicamente la correlación entre la dieta y el estilo de vida, y la enfermedad o la salud. Recuerde, "La Serpiente era más astuto que cualquier bestia de la tierra que Jehová Dios había creado". Génesis 3:1. El modo de operación entonces y ahora es todavía la decepción. Hoy, Cristianos no se dan cuenta que están participando en la antigua filosofía de la medicina Asirio-Babilónica.

"La medicina Babilónica antigua era asociada con la religión y la magia, y perteneció al sacerdocio. Más adelante, un reparto de médicos laicos y cirujanos eran formados para practicar la profesión conforme a regulaciones definidos y naturales. El doctor-sacerdote era reconocido como el sacerdote "assipu". El sacerdote laico era llamado el "asu". El sacerdote *Assipu* se ocupó mayormente con enfermedades internas, en particular con condiciones mentales y nerviosas que generalmente eran atribuidas a la posesión demoníaca, y eran curadas mayormente por métodos religiosos y magias." Fielding, Garrison, MD. Pág. 161.

"El Babilonio, tanto como el hombre primitivo, creyó que todo que demostró poder y crecimiento era vivo. Así inconscientemente él llega a ser el originador de la moderna Teoría de Germen, pero éste personificó el germen por darle al germen una forma humana o animal, o una combinación de los dos. Los babilonios y los asirios también clasificaban sus demonios tanto como hacemos con nuestros gérmenes. Había un demonio para enfermedades enervantes, para problemas con el hígado, para enfermedades de las mujeres; cada hombre enfermo era posesionado por un demonio. El método obvio para curar la enfermedad en cuestión era por expulsar su demonio particular, mejor conseguido por exorcismo o conjuros realizados por el sacerdote-médico". *A History of Medicine* (*Una Historia de la Medicina)*, Ralph Major, pág. 28.

"La enfermedad era mayormente de origen demoníaco, y por siguiente los sacerdotes era mejor calificados para combatirla. Figuras demoníacas eran erigidas en las verjas o eran enterradas debajo de los umbrales de las casas para ahuyentar los demonios. " Fielding Garrison M.D. pág.162.

"Se pensaban que hordas de demonios y diablos causaron la enfermedad y la mala fortuna; cada espíritu malo tendió a causar un desorden particular. Como en el caso de los remedios caseros y la medicina primitiva, los médicos de la Mesopotamia (Babilonia) también trataron a librarles a sus pacientes de los demonios que causaban las enfermedades, por la administración de remedios que contenían ingredientes nocivos. Envuelto en la aroma de plumas en llamas y empapado liberalmente con el excremento de un perro y la hiel de un cerdo, el paciente apenas parecía una morada atractivo para un demonio que discriminaba." Lois N. Wagner, pág. 19,20.

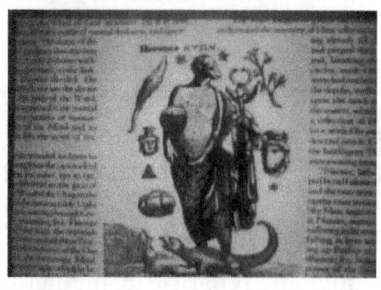

En aquella época los sacerdotes llevaban una varita mágica, que era un símbolo de su poder y religión. Esa varita era construida de una vara y en su punta era una pelota, un orbe solar. Tenía dos alas y dos serpientes entrelazadas. Este es una representación de su sacerdote deificado, cuyo ellos adoraban en la forma del dios Hermes. Hermes llevaba esta varita que hoy en día se llama el "Caduceo". *The Secret Teachings of Occultism (Las Enseñanzas Secretas del Ocultismo)*, por Manly P. Hall.

El "Caduceo" babilónico, por la influencia del señor William Avery "Doc" Rockefeller ha llegado a ser el símbolo de la Asociación Médico de los EE.UU y otras organizaciones de la atención sanitaria.

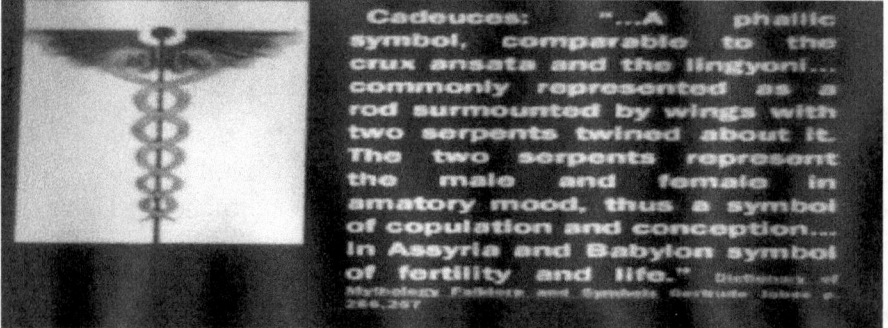

Dictionary of Mythology, Folklore and symbols, Gertrude Jobes, p 266,267.

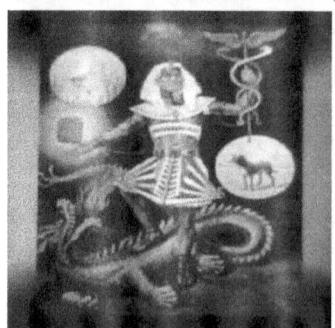

"Entre las sellas más antiguas que tenemos registradas son la estampillas redondas y las sellas cilíndricas de la época "Uruk" en Mesopotamia muy antes de 3.000 A.C... el Dr. H. Frankfort en su obra distinguida sobre las sellas cilíndricas, hablando de ellas en la época "Uruk", sugiere que en muchas sellas tenemos el origen del "Caduceo". Él está refiriendo a los símbolos de "Tammiz", el dios de maíz, y comenta que la serpiente que emerge de la Madre Tierra con el maíz germinando era uno de los símbolos de ese dios, a veces elaborado... a un par de víboras copulando, el origen del "Caduceo"". *Symbols, Signs, and their Meaning (Símbolos, Señales, y sus Significados)* Arnold Whittick 1961, pág. 40.

"El matemático, el astrónomo, y el médico han fundado su ciencia en la sabiduría tradicional de los sumerios y los babilonios y los asirios... La astrología, la adivinación, el uso de los números y el SISTEMA DE LA MEDICINA que era usados en Mesopotamia en el tercer milenio antes de Cristo, son tanto vivos y activos en ese país como siempre... y en Inglaterra y los EE.UU actualmente una gran cantidad de gente son influidas por creencias comunes en Babilonia hace cuatro o cinco mil años." E.A. Walls Budge, pág. xxix.

Como vamos a aprender, los gérmenes no son la causa principal de la enfermedad, pero más bien secundaria. La violación de las Leyes Divinas de Salud cambia la química del cuerpo y debilita el sistema inmunitario, poniendo los cimientos para el desequilibrio del terreno interno del cuerpo. Esto permite que los microbios tengan un punto de apoyo, causando síntomas que son llamadas enfermedades. Hoy en día, hay muchos médicos Cristianos, en los sistemas para sanación babilonio-asirio-egipcio-griego, no conscientes de la verdadera causa de la enfermedad. En la página siguiente al comparar con las similitudes entre la sociedad antigua babilónica y la de hoy, usted verá que nada ha cambiado menos que tienen una terminología modernizada, para que el sistema sería aceptable a una gente iluminada, sofisticada, pero no consciente.

	Babilonia Antigua	Medicina Moderna
	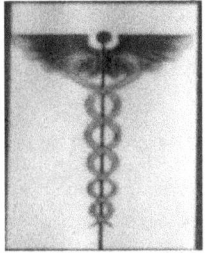	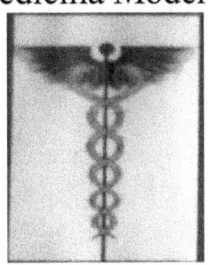
Causa Principal de la Enfermedad	un **demonio** invisible e invasor	un **germen** invisible e invasor
Objeto de la Confianza	La gente se apoya en el sacerdote-médico brujo	La gente se apoya en el médico secular
Tratamiento Principal	El uso de sustancias groseras y no naturales	El uso de medicamentos sintéticos y a menudo nocivos
Control del Sistema	Un control firme por la monarquía religiosa	supervisión y regulación estricta por el gobierno Federal
Símbolo	El Caduceo	El Caduceo

Plan de Dios para la Restauración de Salud vs. La Sanación Espiritista
El conocimiento medicinal del hombre era muy superficial hasta el comienzo del siglo veinte. Sin embargo, los primeros cinco libros de la Biblia, registrados por Moisés aproximadamente 1491-1451 a.C., revelan sorprendentemente principios científicos avanzados. Además, la Biblia contiene conocimiento médico y científico avanzado sobre la higiene y la sanitación. Esta información adelantada, escrita más de cuatro mil años atrás, es fuerte prueba que un Creador divino la inspiró. ¿Qué otra explicación racional hay para este conocimiento médico preciso que está en los cinco libros de la ley transcrita por Moisés al guiar los Israelitas por el desierto de Sinaí? Dios lo inspiró a registrar aquellos mandamientos preventivos de Salud para la protección de Su pueblo escogido.

El libro de Éxodo revela una de las promesas más increíbles Dios jamás hizo a la humanidad. Y (Dios) dijo: Si oyeres atentamente la voz de Jehová tu Dios, é hicieres lo recto delante de sus ojos, y dieres oído a sus mandamientos, y guardares todos sus estatutos, ninguna enfermedad de las que envié a los Egipcios te enviaré a ti; porque yo soy Jehová tu Sanador. Éxodo 15:26. Esa promesa es para Israel espiritual hoy. Sin embargo, todas las promesas son condicionales, y porque comemos como los babilonios, nos enfermaremos como ellos, cosa que hace la promesa de Dios inválido. Dios también habla de los efectos de violar su Palabra, "Jehová te herirá de la plaga de Egipto, y con almorranas, y con sarna, y con comezón, de que no puedas ser curado. Jehová te herirá con locura, y con ceguedad, y con pasmo de corazón." Deuteronomio 28:27,28.

Nos da cuenta que los dioses de la madera, el oro y la plata, etcétera son impotentes e irreales, pero ¿jamás se ha detenido para considerar que estar con sobrepeso o por debajo de peso, estar enfermo del cáncer, el artritis, la diabetes, etcétera, el mundo está mirando a Ud. y pensado que su Dios es tanto débil como nuestro Dios, y para qué servirle?

Al mirar a los egipcios, encontramos que las figuras de color en las murallas de sus tumbas proveen descripciones de su estilo de vida. Desde el siervo humilde al Faraón en su trono, mamíferos innumerables han sido preservados por miles de años. Algunos de ellos han sido examinados por la autopsia. Desde estas autopsias iniciales en 1880 d. de C., 1900 más han sido examinados por los rayos X. Por estas fuentes y la Biblia, recolectamos percepción considerable a su estilo de vida, y saber mucho e los padecimientos de Egipto antiguo.

Según a los modernos paleo-patólogos, la obesidad era un problema en Egipto antigua, demostrado por los mamíferos. La artritis degenerativa era común. El faraón Ramsés II, en la 19na dinastía, tenía padecimiento dental severo, con abscesos en la mandíbula y una forma severa de artritis degenerativa en las coyunturas de la cadera.

Tenía arteriosclerosis extensiva en las arterias mayores de las extremidades inferiores. Su hijo, Merenptah, cuyo se cree era uno los faraones de Egipto, era un viejo hombre con sobrepeso, parcialmente calvo, que tenía artritis severa y degenerativa de la columna vertebral, y evidencia de la arteriosclerosis. *Antiquity of Disease* (*La Antigüedad de la Enfermedad*). R. Moodie, La Universidad de Chicago, <u>Science and Secrets of Early Medicine</u> (La Ciencia y los Secretos de la Medicina Antigua), pág. 39; Thorwarld, 1962, 2nd X-raying the Pharaohs; Harris, J.E. and K.R. Weeks; Charles Scribner & Son, New York, N.Y. 1973.

¿Conoce hijos de Dios que tienen la artritis o la arteriosclerosis? ¿Qué tal su creencia que Dios no puede mentir? Obviamente, alguien le ha mentido a usted, pero no era Dios. Considere el artículo en diciembre 16, 1988, en el *Journal of the American Medical Association* (*La Revista de la Asociación Médica Americana*), que reportó que el Dr. Dean Ornish y su equipo condujeron un "Lifestyle Heart Trial" – un ensayo cardiaco basado en el estilo de vida. Este ensayo demostró que los cambios intensivos del estilo de vida pueden tender a la regresión de la arteriosclerosis coronaria después de un año. Este estudio y sus descubrimientos muestran justo uno entre muchos ejemplos de cómo la dieta afecta la salud.

La ciencia médica no sabía de la existencia de los gérmenes y sus métodos de la transmisión de infección hasta el fin de los 1900. Médicos, hasta este siglo, creyeron que la presencia y la transmisión de la enfermedad eran enteramente aleatorias y gobernaban por casualidad o la mala suerte. Ellos que estaban enfermos con graves enfermedades eran tendidos en el hogar, sin ningún conocimiento de la transmisión contagiosa de la enfermedad, desde un individuo enfermo a los demás alrededor de ellos. La gente no tenía idea que gérmenes invisibles y mortíferos podrían existir en los utensilios para comer o cocinar. Un libro médico famoso era escrito en Egipto llamado el *Papiro Ebers*. Este libro lista docenas de remedios o curaciones por una cantidad de las enfermedades, las infecciones, y los accidentes. Aunque Egipto era el centro educativo y cultural durante la vida de Moisés, su conocimiento médico y sus remedios eran extremadamente primitivos y dañinos. Como un ejemplo de la ignorancia médico y el estado primitivo de su conocimiento medicinal, considere la sugerencia del médico egipcio parar tratar una herida de astilla. La receta involucraba la aplicación de una mezcla de un bálsamo compuesta de la sangre de gusanos mezclada con el estiércol de un burro. Los varios gérmenes, incluyendo los tétanos, contenidos en el estiércol del asno de cierto aseguraban que el paciente olvidara rápidamente el dolor de su astilla, mientras moría de una selección de otras enfermedades producidas por la medicina contaminada de su doctor. Este es solo un ejemplo entre varios cienes recetas sacados de las páginas del manuscrito ¨Papiro Ebers¨, y traducido en *A Sketch in Medicine and Pharmacy* (*Un Esbozo en la Medicina y la Farmacia*), por S.E. Massengills.

Tal vez hará la pregunta, ¿qué tiene que ver la práctica médica de Egipto Antiguo con la medicina moderna hoy? Así como veremos a los registros antiguos de los Egipcios y otros llamados centros culturales del mundo, los babilonios, griegos, y romanos, reímos a la ignorancia con que esa gente sincera intentaron cuidar de sus enfermos y moribundos.

Deseo a sugerirle que en los próximos 100 o 500 años, si Jesús no llega antes de eso, otras culturas mirarán hacia atrás al sistema médica alopática Americana, y reír. Estarán verdaderamente asombrados al descubrir como el sistema médico americano, con su manera de amenazar con mano fuerte sus ciudadanos, y la Asociación Médica Estadounidense (AMA por sus siglas en inglés), revocando la licencia de cualquier doctor intentando a iluminarse a sí mismo en el uso de tratamientos naturales.

Lo que futuras sociedades descubrirán, que les asombrarán y enfurecerán, es como el AMA intentó usar una filosofía totalmente opuesta a la Segunda Ley de la Termodinámica y la fisiología del cuerpo humano, y llamarla atención sanitaria. Es un comentario triste, per creo que verán la medicina alopática en la misma luz que actualmente nosotros consideramos el "Papiro Ebers" egipcio.

Vamos a contrastar el "Papiro Ebers" con el modo Divino de la atención sanitaria así llamado "Principios Higiénicos para Sanación". En Levítico 6:28, escrito más de hace 4 mil años, hay un claro mandamiento a desechar alfarería o cerámica rota (porque las rajaduras contendrían gérmenes dañinas). "Y la vasija de barro en que fuere cocida, será quebrada: y si fuere cocida en vasija de metal, seráfregada y lavada con agua.", indicando que una vasija de metal debe ser desinfectado por fregar y lavar en agua. ¿Cómo hubiera conocido Moisés acerca de los daños de gérmenes infecciosos en utensilios para cocinar y comer hace miles de años, a menos que Dios ciertamente lo inspiró a escribir estas palabras?

Moisés no recibió este conocimiento médico preciso de los egipcios u otra cultura pagana de ese tiempo. Este entendimiento avanzado y preciso revela una comprensión profunda de gérmenes, rutas contagiosas de transmisión, necesidades sanitarias humanas, principios de dieta, y muchos otros avances médicos no conocidos afuera de la Biblia durante los últimos 36 siglos. Moisés abandonó la ignorancia médica de los egipcios cuando salió el palacio en Egipto y paso los siguientes ochenta años de su vida en el desierto sirviendo a Dios.

Un examinación de los remedios médicos de los egipcios antiguos y otras culturas paganas en el Medio Este revela una ignorancia horrible de lo que hoy consideramos como conocimiento médico básico. Sin embargo, las leyes de Moisés contuvieron leyes específicas y procedimientos sanitarias, las cuales que seguidas fielmente, eliminarían enfermedades graves que afectaban los egipcios de esa época y todavía afectan la mayoría de la humanidad en el tercer mundo hoy. La "Muerte Negra" y la lepra eran dos de las más terribles plagas en la   media edad. "Los principios de salud pública dadas por Dios y enseñaban por Moisés después del Éxodo, trajeron estos azotes bajo control. Millones de vidas eran salvadas cuando los doctores acudieron a la iglesia para ayuda durante esas plagas". *History of Modern Health* (*La Historia de Salud Moderna*), George Rosen, M.D., pág. 63-65. ¡Absolutamente asombroso! ¿Sabe más de Dios el hombre?

Cada diseñador y fabricante de un producto, sea uno para el hogar, un auto, o una computadora, provee un manual de instrucciones. Este manual contiene   especificaciones de cómo mantener y operar el producto. Es esencial que el usuario   siguiera   detenidamente   las instrucciones en su guía para que funcionara el producto eficientemente según las especificaciones del productor. Dado que Dios es el diseñador inteligente y fabricante de nuestros cuerpos, nos ha dado una guía de instrucciones, la Biblia, el más destacado libro médico jamás escrito. Él sabe cómo podemos evitar la enfermedad y mantener nuestros cuerpos en rendimiento óptimo.   La presencia de conocimiento increíblemente avanzado y preciso con respecto a la enfermedad, la sanitación y la atención sanitaria preventiva en las Escrituras antiguas, es una más prueba incontrovertible que la Biblia es verdaderamente la Palabra inspirada de Dios.

Es fascinante notar que un total de doscientos trece (213) de seiscientos trece (613) mandamientos bíblicos encontrados en la Tora eran regulaciones médicas detalladas que aseguraban la buena salud de los hijos de Israel si ellos seguirían obedientemente las leyes de Dios. No se escape este punto muy importante por favor: ¿Será que esta es la mentira en que la medicina alopática está basada? "Ahora la serpiente era más sutil que cualquier otra bestia en el campo que el Señor Dios había creado..." Génesis 3:1. La ciencia de lo que hoy se llama la prescripción de medicamentos era realmente una falsificación por Satanás, del intento original de Dios. Primero tenemos que definir la palabra Farmacéutica: Según el diccionario de la Lengua Española, el RAE, **farmacéutico, ca.**

(Del lat. *pharmaceutĭcus*, y este del gr. φαρμακευτικός).

1. adj. Perteneciente o relativo a la farmacia.

2. m. y f. Persona que, provista del correspondiente título académico, profesa o ejerce la farmacia.

Varios países, con sus distintos idiomas y culturas, y expresiones han jugado su papel en la palabra Farmacéutica, su etimología y su significado: varios países y sus culturas incluyen: los franceses, griegos, ingleses, hebreos, y caldeos.

Moisés era instruido por Dios a preparar un aceite sagrado para ungir, según Éxodo 30:22-25. En el versículo 25 leemos "... Y harás de ello el aceite de la santa unción, superior ungüento, obra de perfumador, el cual será el aceite de la unción sagrada...¨ Éxodo 30:35, 37:29, y Eclesiastés 10:1. No se escape este hecho bíblico por favor: ¨Y fue enseñado Moisés en toda la sabiduría de los egipcios; y era poderoso en sus dichos y hechos.¨ Hechos 7:22. Sin embargo, cuando Dios lo instruyó a escribir los primeros cinco libros de la Biblia, ni un principio de atención sanitaria espiritista, pagano, ni infiel era incluida. ¿Por qué? Porque no le curan y puede perder la salvación de su alma debido a su efecto al lobo frontal del cerebro.

Hipócrates es así llamado el padre de la medicina moderna y literatura medicinal. La medicina moderna está basada en los estudios Hipocráticos de Asclepios, y no en ciencia profunda e imparcial.

Dios uso la forma de arte del perfumador para preparar el aceite sagrado para unción (solamente para uso externo). ¡No hay ni un ejemplo en el viejo Testamento, ni de Jesús y los discípulos en el nuevo Testamento usando el arte del perfumador para curar o administrarlo internamente como medicina, a los humanos!

La Medicina Pagana y Espiritista

Desde 2500 a.C., había tres cunas emergentes en la ciencia médica o la Materia Médica. Las raíces de la medicina holística de la Nueva Era, el misticismo del oriente, y la medicina moderna, pueden todas ser trazados a las filosofías antiguas y creencias religiosas de la China, Egipto, y Grecia. Repasando estas raíces revela que son profundamente impregnadas en la tierra fértil del misticismo oriental y las religiones místicas del hinduismo, budismo, taoísmo, y otras creencias paganas y ocultistas que se subscriben a puntos de vistas no bíblicas. La primera de estas tres cunas era en la isla de Coos, el lugar de nacimiento de Hipócrates. Allí él desarrolló la tradición hipocrática de la medicina que se extendió de Grecia a Egipto, a Persia en el este, y entonces a Italia en el oeste. La segunda de las cunas en el rio Amarillo de la China, el hogar de la medicina china, y la tercera comenzó en el valle Indus, en la India, que es el sede de la medicina ayurvédica. Estas tres ramas de antigua medicina tradicional eran todas diferentes, pero a la misma vez eran mismas en muchas maneras, principalmente por su polinización cruzada por los viajeros y los comerciantes. Voy a abordar el Rio Amarillo de la China, base de la medicina china, y después el valle Indus de la India en la sección de ¨la Medicina Espiritista¨ *La Popularización de la Nueva Era*, Manuel Vasquez.

Para entender la medicina moderna del oeste, uno tiene que entender el papel jugado por la ciudad de Pérgamo en la promoción de sanación falsificada. Va a encontrar que la iglesia de esta ciudad (ver Apocalipsis 2:12-17) es dónde el sede de Satanás está localizado. La iglesia en Pérgamo representa la iglesia estatal, que comenzó con el emperador Constantino y terminó con la unión entre el estado y la iglesia (ver Apocalipsis 13:13-17). "El Acrópolis (la ciudad en el borde de un precipicio) remataba una colina declinada que ascendió mil pies encima del prado, dónde había un altar inmenso a Zeus, el jefe de los dioses Griegos mitológicos. Pérgamo significa unido en matrimonio. De muchas perspectivas, es importante; pero sobre todas, la de medicina. Este templo era dedicado a Asclepios, el "serpiente dios" o "el dios de la sanación" de la serpiente que instruye el hombre, y que lo dio el conocimiento de lo bueno y lo malo. Una serpiente viva era siempre guardaba en el templo de Zeus como un objeto de adoración. Un famoso [escuela de medicina] era localizada allí, la emblema de cuál era la serpiente entrelazada sobre una pértiga. Este viene a nosotros hoy en día como la emblema de la profesión médica." *Unfolding the Revelation* (*Exponiendo la Revelación*), Roy A. Anderson, pág., 24,25.

Este templo es dónde Asclepios vivía, el hijo leyendario de Apolo, que eventualmente llegó a ser el dios prominente Griego y Romano de sanación. Asclepios era llamado el gran médico-salvador. Pérgamo era una ciudad de los templos [de varios dioses, entre ellos] Júpiter, Zeus, Atena, Dianesia, y Asclepios. El símbolo de una serpiente sobre una pértiga, y el dios solar con alas era el símbolo de Asclepios. Numerosos templos eran dedicados a Asclepios desplegando este símbolo en el exterior: cada templo contenía una serpiente viva en el interior y la gente la adoraba. El símbolo de una serpiente sobre una vara es el símbolo de la profesión médica. Asociación Médica Estadounidense (AMA por sus siglas en inglés), se ha unido, por las fundaciones de Rockefeller y Carnegie, a la filosofía antigua de curación de Asclepios.

"Se creía que el dios Griego Apolo trajo la enfermedad y las plagas por tirando ciertos tipos de flechas. Se le dirigían a Él como el 'dios de dos cuernos' en los himnos órficos. Pero había solamente un dios original de dos cuernos; Nimrod, qué fundó la monarquía Caldea. Nimrod era el Apolo original. Apolo era el esposo de Semiramis. Aesculapius, también llamado Asclepios, el hijo leyendario de Apolo, eventualmente llegó a ser el dios Griego y Romano predominante de sanación. Numerosos templos eran dedicados a él por todos los reinados de Grecia y Roma." *Back to Eden* (*Regresando al Eden*), Jethro Kloss pág. 49.

El nombre Aesculapius no se encuentra en los idiomas egipcio, asirio, griego, ni hebreo, pero sí se encuentra en el caldeo. Tres palabras combinan para formar ese nombre Aesculapius – ashe, skul, aphe. La palabra 'ashe' significa hombre; 'skul' significa instruir; 'aphe' significa serpiente. Aesculapius entonces significa serpiente que instruye hombre. En la Biblia, se nos dice que Satanás, obrando por una serpiente, era la única serpiente que instruyó el hombre. Una amenaza a toda humanidad.

La Biblia nos dice en Génesis 10:8-10 que era Nimrod que construyó la ciudad de Babel que significa "confusión". Nimrod era el monarca de la dinastía Caldea. En Habacuc 1:6, Dios nombra los Caldeos como esa "gente amarga y presurosa". En Daniel 2:2, los caldeos son incluidos con los magos, los astrólogos, y los hechiceros. Aesculapius, o Tamuz (Ezequiel 8:13,14) su nombre babilónico, es derivado de Nimrod. Aún si el juramento Hipocrático no se administra hoy, es importante a entender que la medicina moderna está basada sobre los estudios hipocráticos y no los principios de salud, sanación y prevención de Dios. Se extendió la forma hipocrática de la medicina desde Grecia al Egipto (en el sur), a la Persia en el este y entonces a la Italia en el oeste.

Un segundo símbolo de la medicina babilónica se llama la vara o el báculo de Asclepio. Siempre se pintó este Asclepio como un hombre guapo siempre llevando una pértiga con una serpiente entrelazado sobre ella. Este no es el símbolo del Caduceo, que tiene dos serpientes, alas y un orbe solar por encima. Contra opinión popular, el báculo de Asclepio no es ella que hizo Moisés de bronce en el desierto, como registrado en el libro de Números capítulo 21. Solamente mira en cualquiera enciclopedia y dirá el "báculo de Asclepio"

El símbolo, del gráfico abajo, en la parte arriba e izquierda se llama la "vara de Asclepio". Ha sido cambiado y adaptado por una variedad grande de organizaciones de salud que subscriben a las mismas ideas como el culto de Asclepio.

"Los *Asclepeia* constaban de edificios, patios, bosquecillos, y balnearios grandes y extendidos. En el centro de esto era el templo de Asclepio, ornado con obras magníficas de arte, y otros tesoros, muchos de oro. Junto a éste era otro edificio importante, llamado el "abatón", dónde se retiraron los peregrinos para dormir y ser visitado por el dios en sus sueños. Se pueden hallar templos más pequeños en los sitios…Se requerían un órgano grande de sacerdotes, ayudantes, niños de coro, músicos y otros. Animales

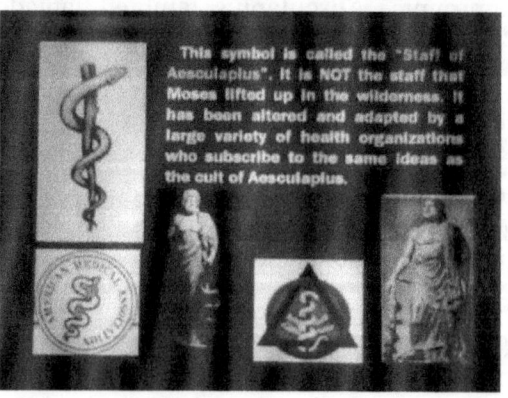

sagrados, especialmente los perros y las serpientes vagaban los terrenos. Numerosas tabletas y estelas, contando curaciones milagrosas estaban en los terrenos; y sobre las paredes eran muchas ofrendas votivas de piedra, de terracota, o de otras materiales… estas votivas reproducían en relieve alguna parte del cuerpo que había sido sanado, junto con oraciones aptas de agradecimiento". *Great Moments in Medicine* (*Momentos Grandes en la Medicina*), George Bender, Robert Thorn, p. 36.

"En la noche, los pacientes se fueron a sitios donde esperaban al dios. Usualmente, estos sitios estaban en el"abatón", aunque se permitieron algunos pacientes de la *Asclepeia* a dormir en el templo…Este costumbre, llamado *incubación*, era una práctica estándar. El dios era visto por el peregrino en su sueño o en un estado extraño entre sueño y despierto… Se reportan que Asclepio vino en la forma en que él está retratado en las estatuas…en su mano tenía una vara rústica, sobre cual una serpiente quedó entrelazada. Si el dios no visitó el paciente la primera noche, se continuaban las incubaciones en las siguientes noches. Cuando realizaron el contacto personal, el dios prosiguió inmediatamente o sanar la enfermedad o aconsejar el tratamiento que debían a seguir…Reportan que las serpientes también, aparecieron a los pacientes en sus sueños, y curarles, a los pacientes por lamer sus heridas". *Great Moments in Medicine* (*Momentos Grandes en la Medicina*), George Bender, Robert Thorn, p. 38.

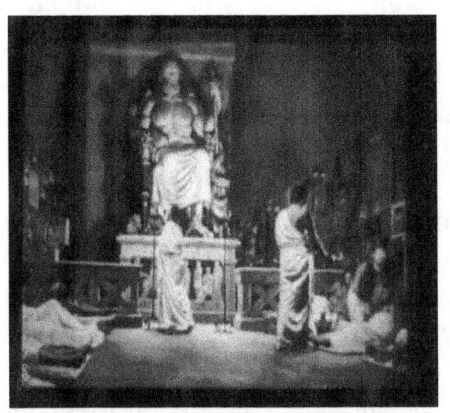

¿Dónde Se Fue Esta Sistema Falsa de la Religión y la Medicina?

"Cuando los Persas conquistaron a Babilonia (ver Daniel 7:4,5; 8:3,20), dieron libertad a los habitantes de la ciudad. Más tarde los sacerdotes babilónicos se rebelaron contra sus conquistadores y eran expulsados de la ciudad. Estos Caldeos vencidos se huyeron al Asia Menor, actualmente Turquía, establecieron su colegio principal en Pérgamo, y llevaron el paladio de Babilonia, la piedra cúbica, consigo. Independiente aquí del control del estado, continuaron los ritos de su religión. Pérgamo…llegó a ser el sede del sistema satánico de los misterios babilónicos". *Unfolding the Revelation* (*Descubriendo el Apocalipsis*), Roy A. Anderson, pág. 23.

En el campo de Arbela, en 330 a.C., Alejandro el Magno y el ejército griego derrotaron los persas, tomando control completo del imperio. Hipócrates, un griego de la isla de Cos, es reconocida como el padre de la medicina moderna y literatura médica. Hipócrates formó un juramento que ha llegado a ser conocido como el *juramento Hipocrático*, en que se obligaron los doctores a jurar por él, en cuanto la terminación de la escuela medicina. No creo que se requiere este juramento hoy, pero el sistema todavía es el mismo. Una parte del voto sigue:

El Juramento Hipocrático

"Yo Hipócrates juro por Apolo el médico, y Esculapio, y la Salud…y todos los dioses y diosas, que según mi aptitud y entender, mantendré el

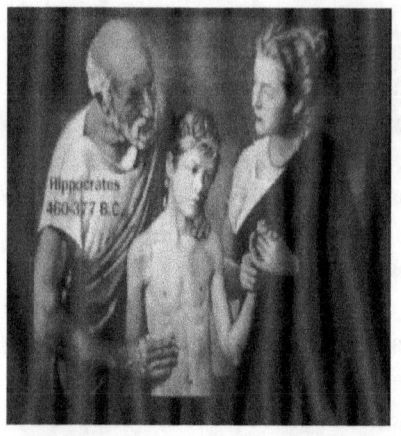

juramento y esta condición – considerar como padre el que me enseño este arte…tomar por mis hermanos sus hijos…y enseñarles este arte gratuitamente. En ninguna manera dar a nadie un veneno… no daré una mujer una abortiva…" *Back To Eden* (*Regresando al Edén*), Jethro Kloss, p. 47. Fíjese que Hipócrates está jurando a Apolo, y no al Dios Altísimo. Hipócrates 460-377 a.C. es llamado el padre de la medicina moderna. Es reconocido como el que elevó la

medicina afuera del dominio de la superstición   y   la   brujería, colocándola en un fundamento científico, y rescatando la medicina   de ideas religiosas. Creyó Hipócrates que dentro del cuerpo había algo que él llamó "Fusis o Physis" (naturaleza), que era un tipo de poder curativo intrínseco, de dónde se deriva la palabra *Physician* (*médico* en Inglés). Hipócrates tenía un oponente llamado Demócrito, el cual creyó que el cuerpo humano no tenía tales propiedades intrínsecas para auto curación. Este debate   comenzó hace 2.500 años y fue decidido por la Medicina Occidental en favor de   la posición que tomó Demócrito. La meta de la medicina moderna es sacar la curación de la mano de la naturaleza. Déjame darle un ejemplo: cuando el cuerpo cae enfermo y no puede eliminar los gérmenes, el doctor dará al paciente una receta de drogas para eliminar los microbios. El objetivo del cuerpo y la droga es el mismo. Ni el doctor ni el paciente está interesado con descubrir la verdadera causa de la enfermedad. Simplemente han tratado una(s) síntoma(s). Con los persas completamente absorbidos al imperio griego, espiritismo, ocultismo y modos falsos de curación eran incorporados a la medicina griega, como Hipócrates reconoce en su juramento.

La Conexión Oriental-Occidental

"Por un tiempo Pérgamo era la sede de este misterio culto. Pero el rey de Pérgamo legó su reino a los romanos, los cuales desde entonces han albergado la sede de este sistema falso…así Pérgamo llegó a ser el vínculo entre antiguo Babilonia y Roma. Parecía natural que la deificación de los emperadores comenzara en esta ciudad." *Unfolding the Revelation* (*Revelando el Apocalipsis*), p. 24, 25.

Los Siglos Oscuros

El cuarto siglo d.C. era un período muy difícil para la iglesia católica y la iglesia Ortodoxa Oriental. La comunicación, el intercambio, la travesía, la cultura, etcétera entre las dos eran prohibidos. Así comenzó la larga profecía de 1260 días proféticas (años), en que la iglesia verdadera de Dios huyó al desierto, llevando sus puros manuscritos principios de Salud de Dios, consigo. (Apocalipsis 12:6,14,17).

Con la caída de Roma Pagana a los Bárbaros, ella legó sus enseñanzas ocultistas y espiritistas al Roma Papal. Esta última fue establecida en 538 a.C., después de que vino al poder en 508 a.C. Daniel 7:7,8 nos dice que para que se estableciera, el papado, él tenía que arrancar tres cuernos de sus raíces. "Estos tres poderes eran los Heruli, los Ostrogodos, y los Vándalos. La razón para su arrancamiento y actual extinción era su oposición a las enseñanzas y reclamaciones de la jerarquía papal, y por consiguiente a la supremacía en la iglesia del obispo de Roma." *Daniel and the Revelation* (*Daniel y el Apocalipsis*), Uriah Smith, p. 134. Tomando como punto de comienzo el año 538 d.C. y añadiendo 1260 años, el resultado es 1798 d.C.

"Los cristianos antiguos y de la media edad aceptaron la doctrina del poder de los demonios en las vidas de los hombres; vieron este poder particularmente en la producción demoniaca de la enfermedad. Creyeron en los milagros y específicamente en la curación milagrosa de las enfermedades...por tanto el tratamiento lógico de los padecimientos consistía en el exorcismo de los demonios. Siguiendo el ejemplo de Jesús, los cristianos por todos lugares llegaron a ser exorcistas. ...Nada ha retrocedido el crecimiento de la medicina científica durante los dos mil años pasados tanto como el AGARRE DE HIERRO de la teología en manteniendo prácticas basadas en la creencia de este origen sobrenatural de la enfermedad." *Devils, Drugs, and Doctors* (*Diablos,Drogas, y Doctores*), Howard W. Haggard MD, p.297. "Bajo a los preceptos de Jesús, suponía que los fuertes y los sanos cuidaban a los débiles y a los enfermos. Los hospitales de caridad eran construidos. Por siglos estas instituciones eran simplemente refugios para los enfermos indigentes. No se proveía la atención médica. Solamente era en tiempos recientes que el tratamiento de la medicina moderna ha desarrollado, que los hospitales proveen atención adecuada. El entero concepto de la enfermedad, bajo la antigua religión Católica, puede ser resumido en las palabras de san Agustín en el quinto siglo; todas enfermedades de los católicos han de ser atribuidos a los demonios, principalmente ellos afligen los recién bautizados, sí aún el inocente infante recién nacido." Ibídem.

"Para los católicos medievales cada enfermedad tenía su santo patrono, tanto como para los antiguos romanos cada enfermedad tenía su

Dios. Se Suponían que estos santos tenían el poder para declinar o curar la enfermedad. ...La asociación de un santo con una enfermedad era usualmente determinado por la manera en que murió el santo. La santa Águeda era torturada cruelmente antes que fue matada. Sus pechos eran cortados. Por tanto...ella era la santa patrona de mujeres lactantes. La santa Apolonia tenía su mandíbula rota, y sus dientes sacados con violencia o desmenuzados. Se dirigieron a ella oraciones para su intercesión en caso de dolores de muelas. Es representada en las pinturas cargando un diente o un fórceps en sus manos." Ibíd.

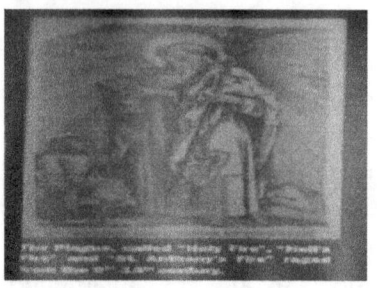

"El orden monástico de San Antonio era dedicado al cuidado de ellos que padecieron de ergotismo (una condición que provoca una sensación ardiente, comezón de la piel, y eventualmente puede provocar la gangrena en las extremidades). Se muestra la víctima aquí usando una muleta para apoyar su pie atrofiado, mientras su mano levantada ha estallado en llamas, simbólica de la sensación de la enfermedad. En el hombro izquierdo del manto de San Antonio es el "T" que representa el orden... Ibíd.

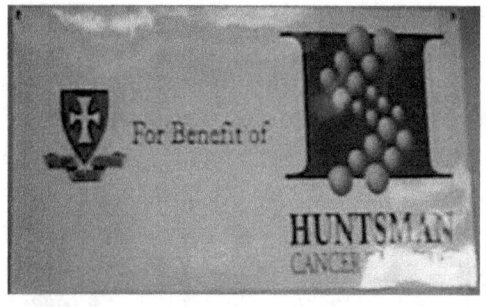
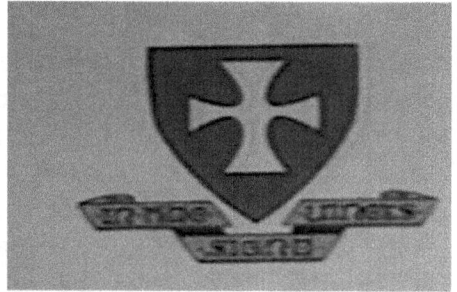

El instituto de Cáncer John Huntsman en Utah es un hospital muy extravagante, con tres secciones, y seis pisos. Es una instalación ultra moderna y productiva. Es un instituto muy impresionante dedicado para combatir el cáncer. Por favor fíjese el simbolismo en la señal por la entrada a este instituto de Cáncer John Huntsman.

Esta señal adentro del Instituto del Cáncer John Huntsman, ubicado en Utah carga la cruz de Malta en el escudo y debajo de él las palabras en el Latin que significa "Bajo Esta Señal Conquista". Es muy importante recordar esta señal porque nos dará el origen de toda investigación del cáncer y sus tratamientos.

Theophrastus Bombastus von Hohenheim, 1493-1541, era un hombre contencioso. Algunos libros de historia afirman que es de su medio 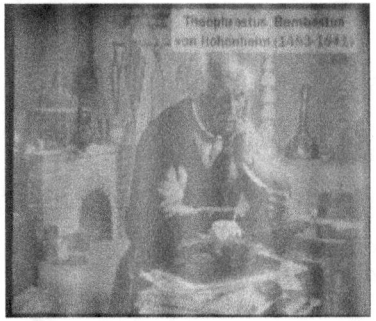 nombre, que obtenemos la palabra bombástico, porque siempre estaba peleando con gente. Él era un instructor de medicina, y en pública quemó las obras de Galeno (otro médico reconocido) por el primero era un rebelde en muchas maneras. Su padre trabajaba en las minas de minerales, y vio como ellos usaron las minerales para purificar otras minerales; así tuvo la idea que los minerales venenosos podrían purificar el cuerpo humano.

Theophrastus Bombastus von Hohenheim:
"Desde 460 a.C. al 1500 d.C., un período de más de 1900 años, no tenemos registros escritos de cualquier persona dando una dosis grande de minerales venenosos por el tratamiento de una enfermedad hasta Hohenheim pensó en usar los después de que trabajo en las minas de Tirol. Durante eses 1900 años, había poca declinación de las creencias y enseñanzas de Hipócrates que en la naturaleza "hay potencia" para curar la enfermedad.

Del 1526-1528 Hohenheim tuvo un lectorado en la universidad de Basilea, pero fue despedido por causa de su rechazo de tradiciones soberanos. Es afirmado que él quemó en público los libros de Hipócrates y Galeno, rechazó todas sus ideas, y en su lugar decidió el purificar químicamente el cuerpo por el uso de los minerales.
Por dondequiera que iba, él fue confrontado con oposición a sus teorías."
Back to Eden (*Regresando al Edén*), Jethro Kloss, p. 52.

"Hohenheim, egoistico como fue, se nombró a si mismo Paracelso, por Celso quien era un historiador medicinal. Dondequiera que fue, Paracelso dejó una huella de "Cocinas Químicas". Cuando sus patrocinadores eran generosos, él construyó las cocinas para convenir su gusto alquimia; en circunstancias adversas, asó al carbón sus drogas al lado de la sopa de su anfitriona. La experimentación era su pasatiempo exigente, y al ejércelo, Paracelso ni escatimó a sí mismo ni a sus vecinos. En sus experimentos tanto como sus aplicaciones médicas, Paracelso inauguró una época de *Iatroquímica* – el precursor de la quimioterapia del siglo vigésimo. Era Paracelso que introdujo...el zinc y las sales de zinc a la medicina: él usó compuestas de mercurio en vez de mercurio metálico para la sífilis...utilizó compuestas del plomo, del arsénico, del cobre, y del hierro. Su defensa por el uso de químicas puras para enfermedades específicas era quizás uno de sus contribuciones más destacadas a la medicina." *Great Moments in Medicine* (*Los Momentos Grandes en la Medicina*), George Bender, Robert Thorn, p. 82.

"Paracelso pensó y habló en el idioma vulgar, era más popular que cualquier médico antes que él...Designado como profesor de la medicina...en Basilea (1527) e imbuido con reverencia por Hipócrates por toda su vida...comenzó su campaña para reforma por quemar públicamente las obras de Galen...Un año más tarde ya estaba en un conflicto violento con las autoridades tocante a ciertos pagos y fue forzado a salir de la ciudad. Resumiendo sus hábitos de vagar y practicando (su arte) por toda Alemania con éxito variable, finalmente tuvo su muerte por una herida recibida en una pelea en una taberna en Salzburgo (1541)." *An Introduction to the History of Medicine* (*Una Introducción a la Historia de la Medicina*), Fielding Garrison, p. 204, 205.

Con el reavivamiento de minerales venenosos por Paracelso, se presentaron ahora a las naturistas con una decisión; aquellos con visión y motivados por una alza han soportado la medicina alopática con requisitos legales y académicos. Con el aflojamiento del agarre de la Iglesia por causa de la Reforma, y la gente enseñada a estimar la verdad más que la tradición, la ciencia comenzó a considerar nuevas ideas si estaban basadas en la verdad. Era en parte esta nueva dimensión que resultó en la guerra de 30 años.

La Mayoría de Naturistas Quedan Fiel a la Profesión

Las naturistas previas rechazaron las químicas y los venenos y usaron los métodos de Dios para curar. Algunos de estas naturistas anteriores eran:

Arnold Rikli (1823-1906) – bien educado como una industrialista pero sin educación formal en medicina, él utilizó el agua (hidroterapia) y la dieta como las modalidades principales para sanar, pero añadió el uso del aire y luz solar más tarde. Es famoso por su dicho: "El agua es buena; el aire es mejor que ella; pero la luz es mejor de todos."

Padre Sebastián Kneipp (1824-1897) – él proveyó el vínculo entre la atención natural de Europa y la naturopatía Americana. Kneipp era un sacerdote, y la sanación física era una parte de su ministerio tanto como la de salvar almas. Su estrategia hacia sanar era integral, proponiendo "el balance entre la obra y el tiempo libre, el estrés y el relajamiento y la harmonía entre los planos mentales, emocionales, físicas, sociales, y ecológicas." En breve, él pidió por una vida diferente, no por píldoras mejores; pidió por el paciente activo y rechazó lo pasivo.

Benedicto Lust (1872-1945) – dio a la naturopatía su nombre. Nacido en Alemania, Lust vino a los Estados Unidos en 1892 para buscar su fortuna. Desafortunadamente por él, pero afortunadamente por nosotros hoy en día, el contrajo un caso severo de tuberculosis y regresó a su tierra para morir. En cambio, el tropezó con el Padre Kneipp y fue sanado. En 1896 regresó a los EE.UU, permitido por Kneipp para esparcir la palabra acerca de la hidroterapia (curación por agua). Las ideas de Lust acerca de curación natural eran eclécticas o variadas. Mientras que era un proponente de la hidroterapia de Kneipp, él lo combinó con modalidades que había aprendido de muchos otros doctores Europeos. Por 1902, Lust había abierto un sanatorio naturopático, había establecido un colegio naturopático, iniciado una revista naturopática, y abierto una tienda dónde vendía productos de Kneipp. Benedicto Lust era el padre de la Medicina Natural Tradicional en los Estados Unidos; la organización original, de la cual la Medicina Naturopática se separó al morir Dr. Lust, y la que fue perseguido por la Asociación American de Medicina.

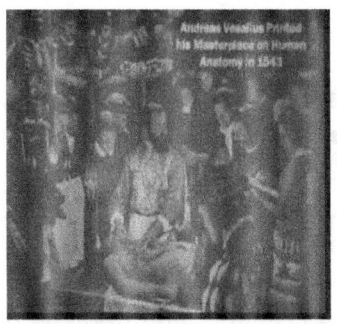

En 1543 Andreas Vesalius imprimió su obra maestra en la anatomía del humano. Antes de eso, la iglesia Católica prohibió el disecar del cuerpo humano. Los libros escritos por Galen eran basados por la disección de los monos y los cerdos. No lo recibieron bien, el libro, cuando Vesalius lo imprimió, porquestabyendo contrario a la tradición. ...Muchos correrán de aquí para allá, y el conocimiento aumentará.

Daniel 12:4.

Dios refiere al "Fin Del Tiempo" cuatros veces en un corto espacio; Daniel

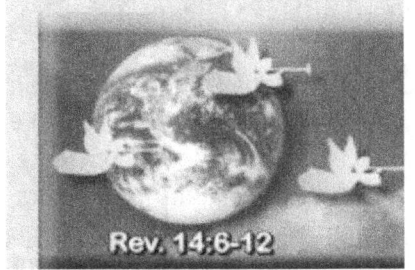

11:35, 40; 12:4,9. Comenzando con el "Lucero de la Mañana" de la Reforma Protestante, Juan Wycliff en los 1300, a Juan Hus, Martin Lutero, Erasmo y otros, la oscuridad moral, espiritual, y científica de la media edad era terminándose. Un nuevo despertamiento espiritual comenzó. La iglesia verdadera de Dios, junto con su Salud y su mensaje benéfico estaba emergiendo del desierto. Es imperativo que los cristianos entiendan el significado del "Tiempo del Fin."

En este tiempo, la medicina entró en un período de lo que llamamos hoy descubrimientos básicos. El descubrimiento de la circulación de la sangre los 1800. "La salud perfecta cuenta con la circulación perfecta." *Healthful Living (El Vivir Saludablemente)*, Ellen White, p. 30.

"Las extremidades, que deben tener aún más cobertura que cualquier otra porción en el cuerpo, porque son los más lejanos del centro de la circulación, son frecuentemente protegidas inadecuadamente; mientras sobre los órganos vitales, dónde naturalmente hay más calor que en otras porciones del cuerpo, hay una proporción de cobertura excesiva. Las prendas de ropa muy pesadas que son con frecuencia llevadas sobre la espalda inducen calor y congestión en los órganos sensitivos que yacen debajo. Este vestimento de moda es una de las causas más grande de la enfermedad en las mujeres. La salud perfecta depende en circulación perfecta. Si las extremidades son vestidas adecuadamente, ocupan menos faldas."

"Estas (faldas) no deben ser tan pesadas para impedir el movimiento de las extremidades, ni tan largas para coger la humedad y suciedad del piso; su peso debe ser suspendido de los hombros. La vestida debe quedar bien, ni impidiendo la circulación de la sangre ni una respiración libre, llena y natural. Los pies deben ser bien protegidos del frio y la humedad. Vestido así, podemos ejercer en el libre aire, aun en la rocío de la mañana o la noche, o después de una caída de nieve o lluvia, sin el miedo de contraer la gripe. El ejercicio en el aire estimulante es necesario para una circulación saludable de la sangre. Es el amparo mejor contra las gripes, toces, y congestiones internas, que crean las bases de tantas enfermedades. La verdadera reforma pro vestimento controla cada artículo de ropa. Si ellas mujeres cuya salud está deteriorando quitarían su ropa de moda, vestirse apropiadamente para disfrutarse afuera, y ejercer en el aire libre, con cuidado al principio, aumentando la medida tanto como pueden endurecerla, muchas de ellas recuperarían la salud, y vivir para bendecir el mundo con su ejemplo y la obra de sus manos." *Christian Temperance and Bible Hygiene* (*La Temperancia Cristiana y el Higiene Bíblico*), Ellen White, p. 89.

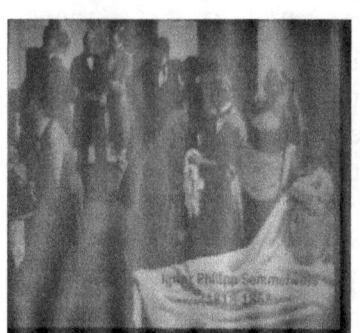
El médico de Viena, Ignas P. Semmelweis (1818-1865) descubrió que los doctores y las enfermeras estaban contagiando sus pacientes con gérmenes porque no estaban lavando sus manos. Era ridiculizado porque no era la tradición del día. Pero alrededor de 2.500 a.C., Dios ya había instruido al Moisés, con respecto a principios higiénicos. Por ignorando estos principios Bíblicos, muchos infantes murieron innecesariamente. Los mismos resultados están ocurriendo hoy.

"Y todo aquel a quien tocare el que tiene flujo, y no lavare con agua sus manos, lavará sus ropas, y a sí mismo se lavará con agua, y será inmundo hasta la tarde." Levítico 15:11.

Capítulo Tres: El Poder Absoluta Absolutamente Corrompe:
El Capítulo Perdido en la Historia de la Biología

Louis Pasteur (1822-1895) y la Teoría Microbiana de la Enfermedad

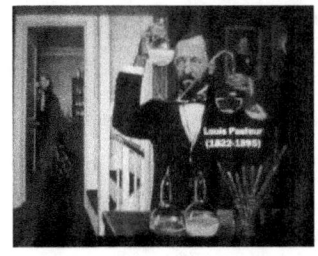

Hoy en día la medicina moderna es fundamentalmente basada en la "Teoría Microbiana de la Enfermedad". Para decirlo simplemente, un microbio invasor reside en uno de los sistemas u órganos del cuerpo, produciendo síntomas como la gripe, el fiebre, el cansancio, etcétera. Al controlar el síntoma, se espera que ha expulsado el microbio. Sin embargo, parece que Pasteur tomó el concepto de la teoría microbiana de la Enfermedad del erudito Marco Terentio Varro (116-28 a.C.). Aunque no lo llamó la teoría microbiana de la enfermedad, Varro aconsejó cautela cerca de los pantanos dónde los zancudos se reproducían, afirmando que "porque ciertas criaturas pequeñas que no se pueden ser vistos por los ojos son allí reproducidos, que flotan por el aire y entran el cuerpo a través de la boca y la nariz, y allí causan grave enfermedad". *A History of Medicine* (*Una Historia de la Medicina*), p. 21.

La medicina occidental tradicional enseña y practica la doctrina del químico francés Louis Pasteur. Su teoría principal es conocida como la Teoría Microbiana de la Enfermedad. Asegura que ciertas especies determinadas de microbios, de una fuente externa invaden el cuerpo y son la primera causa de enfermedades "contagiosas". Esta teoría categoriza el cuerpo por sistema. En otras palabras, gérmenes diferentes afectan sistemas diferentes del cuerpo, como el digestivo, el reproductivo, el circulatorio, y se piensan que la enfermedad respectiva reside en ese sistema. Aún la división de las especialidades en la profesión médica demuestra que la enfermedad es comprendida por sistema. Para explicar, su gastroenterólogo no puede ayudarle con una infección del seno, y no hay un urólogo que osaría dar consejo a un paciente para su asma. El pensamiento básico es que la enfermedad es localizada en un sistema, y que la salud será restaurada cuando los microbios son quitados de ese sistema. Esta teoría asume que el resto del cuerpo es sano y solamente esta parte necesita ayuda. El objeto de la medicina al usar esta teoría es asegurar que cada sistema es funcionando adecuadamente, independiente del uno al otro. Este concepto es totalmente extraño a la manera en que Dios formó el cuerpo humano.

"Aunque Pasteur ya había hecho muchos descubrimientos importantes y básicos, los años 1877 a 1886 eran llenos de nuevos descubrimientos con mayor significado a la medicina y a la ciencia...durante su trabajo con cólera aviar, en 1879, un accidente en el laboratorio llevó a Pasteur a descubrir maneras de atenuar cultivos de bacterias, a disminuir y aumentar sus atributos tóxicos a voluntad, y de dominar microbios dañinos para que cambiasen de matadores a benefactores, y así preparar el camino para el desarrollo de las vacunas y antitoxinas." *Great Moments in Medicine* (*Momentos Grandes en la Medicina*), George Bender, Robert Thorn, p. 264.

Günther Enderlein (1872-1968)

Enderlein era un científico Alemán cuyas especialidades eran con animales (zoología) y las bacterias (bacteriología). El profesor Enderlein basó su obra en ella de un genio del siglo 19no, Antoine Béchamp. Es significante que la mayoría de los investigadores de ese tiempo que se opusieron a la "Teoría Microbiana de la Enfermedad" tenían algo importante en común; habían expresado el entendimiento que la enfermedad es una condición general del ambiente interno de uno. Que no era los síntomas que vemos, ni un ente que nos ataca de otro lugar. Si son involucrados los gérmenes, surgen como síntomas principales de esa condición general. Aunque los gérmenes no provocan la enfermedad, síntomas secundarias (comúnmente referido como la enfermedad) son producidas en respuesta a su (los gérmenes) actividad. Ellos que sostuvieron la "Teoría Microbiana" defendieron también al principio de "pleomorfismo" (pleo = muchos; morfismo = forma). "Mucho-morfismo" es el concepto que microbios (seres pequeños), como una bacteria específica, pueden adoptar formas múltiples. Esto implica un cambio de función tanto como forma.

Es más significante que la primera vista porque cruza ciertos confines que se usan para clasificar especies diferentes. Se defina una especie como una clase distinta, fija en su conducta, apariencia, estructura interna, etcétera. En pleomorfismo, sin embargo, un así llamado especie puede ser justo una etapa en el ciclo de crecimiento de una familia de seres. Así los seres en cada etapa funcionan distintamente y parecen muy diferentes del uno al otro. Enderlein descubrió que ciertos microbios experimentan un ciclo de cambio en su forma exacto y científicamente comprobable. Nuestro terreno interno se convierte en uno no balanceado, poniendo las bases por visitas no deseados. En este ambiente no balanceado, bacteria mórbida puede salir de nuestras propias células. Además, estas formas pequeñas de vida pueden cambiar rápidamente su forma y función. Las bacterias se pueden convertir en levadura, la levadura en hongos, y los hongos en el moho. Él usó el término pleomorfismo para definir este ciclo de crecimiento, y lo creyó – el concepto – un aspecto fundamental de la enfermedad. Tan profundo como es, el cambio de la oruga a la mariposa, esta evolución es aún más fantástica, dado que puede pasar bastante rápida, a veces solo en minutos.

Durante sus 60 años de investigación, Señor Enderlein verificó una cantidad de descubrimientos importantes y destacados: (1) un descubrimiento pertenece a la ley básica de biología ortodoxo. Esta ley asevera que la célula es la entidad de vida más pequeña. Una célula es una cápsula de actividad en el cuerpo, que tiene una muralla exterior, un con una función distinta. Dentro de esta muralla, todos los químicos y componentes en concierta acción componen la vida. En sí mismo, nada en la célula está viva. Inspirado por la obra pionera del señor Bechamp, sr. Enderlein descubrió también las evidencias para una entidad biológica y pequeña, que llamó un "protit", viviendo dentro de las células. (2) La sangre naturalmente contiene formas de vida que son minúsculas pero con habilidad de provocar síntomas de la enfermedad si las condiciones son favorables. Esta afirmación contradice directamente la convicción convencional. (3) Él descubrió que ciertos microbios experimentan con un ciclo exacto, científico y comprobable en su forma. *Enderlein, Prof. Dr. Gunther. Akmon.* Vol. I, Book 2. Hamburg, Germany: Ibica-Verlag, 1957, p. 293.

Porque él también tomó la medida importante de estudiar la sangre en vivo, Enderlein observó los cambios pleomórficos allí. Él dio cuenta de unidades pequeñísimas que nombró "protits"; estas sustancias, él notó, quedaron pequeños en condiciones sanas, y formaron y trabajaron con el cuerpo. Conforme a su teoría, estas unidades de vida son contenidas en el coágulo sanguíneo y la respuesta de la inflamación. Son aparentes también en las plaquetas, que son discos pequeños en la sangre usados para coagulación (Esta es un área instigado e investigado por Bechamp, que escribió una obra maestra llamado *La Sangre y Su Elemento de Anatomía Terceral*). Cuando las unidades de vida (los protits) encuentran con un terreno interior molestado, crecen y provocan síntomas, así evolucionando a formas más complejas incluyendo a las bacterias y a los hongos. "El descubrimiento más fundamental del Dr. Enderlein tenía dos ramificaciones: (1) ciertas leyes biológicas gobiernan el crecimiento de microbios que provocan síntomas en el cuerpo humano; (2) hay una forma sana (inocua) y malo de cada germen. Así, él verificó "pleomorfismo" como descrito por Béchamp, y probó la variabilidad de las bacterias y los hongos. Ambo Claudio Bernard y Béchamp inspiraron a Enderlein a confirmar que los gérmenes son las síntomas. Los gérmenes imitan la ocurrencia de más síntomas como un resultado de florecer en un terreno no balanceado. El "terreno", un término llevado al frente por Benard, es el ambiente interno del cuerpo. Un terreno sano o enfermo es determinado primordialmente por cuatro cosas: su balance ácido/básico (pH); su cargo eléctrico/magnético (negativo o positivo): su nivel de veneno (la toxicidad); y su estatus nutricional". *Sick and Tired* (*Enfermo y Cansado*) Robert O. Young, pág. 20, 21. Todas de estas cuatros condiciones   pueden   ser comprobados por un estudio del orine y saliva, que se llama la *Teoría de Reams de la Ionización Biológica*, que es simplemente llamado la Química del Cuerpo.

Antoine Bechamp 1816-1908

En su libro *Béchamp or Pasteur? A Lost Chapter in the History of Biology* (*¿Béchamp o Pasteur? Un Capítulo Perdido en la Historia de la Biología*), la Sra. Ethel Douglas Hume cita una observación por la Sra. Florence Nightingale, la pionera famosa de enfermería, que trabajó largas horas en las salas de los enfermos. Al observar los síntomas de la gente, ella la notó cambiando espontáneamente de una enfermedad a otra. Como resultado de sus observaciones ella escribió: "La 'doctrina de una enfermedad específica' es el gran refugio de los de mentes débiles, incultas, e inestables, como actualmente dominan en la profesión médica. No hay enfermedades específicas; hay condiciones de enfermedad específicas". La declaración de la señora Nightingale es muy lógica y explica mucho. Pero la doctrina de una enfermedad específica infesta, como una plaga, la estructura de poder de la medicina occidental convencional.

Béchamp recibió muchos títulos y tuvo puestos prestigiosos incluyendo: Maestro de Farmacia, Doctor de Ciencia, Doctor de Medicina, Profesor de Química Medicinal y Farmacia, Miembro y Profesor de Física y Toxicología, Profesor de Química Biológica, Decano de la Facultad de Medicina. A pesar de la importancia histórica y científica y muchos de los logros de Béchamp, poca gente, relativamente hablando, lo reconozca.
Su historia es un ejemplo excelente de genio y descubrimientos profundos cosechando la vanidad. Esto usualmente ocurre cuando la información amenaza el statu quo (las cosas como están) o los grupos de presión que persiguen un fin específico. El sr. Béchamp alcanzó tantos logros que se tomó ocho páginas de una revista científica para nombrarlos cuando se murió. Su obra biológica, en ese tiempo, hubiera podido revolucionado la medicina con gran percepción al carácter de la vida. Pero, en un mundo político, él se encontró a sí mismo en contra de un político hábil y con conexiones ricas – Louis Pasteur.

Cuenta, en el libro de Hume, lo que Béchamp había dicho con respecto a la teoría microbiana de la enfermedad: "*No hay una doctrina tan falsa que no contiene alguna partícula de la verdad. Así es con las doctrinas microbianas*". Más tarde él afirmó, "*Sobre todo, los hombres del mundo son llevados por una doctrina engañosa y cómoda, aún más aplicable a generalidades vagas y explicaciones vagas, dónde es basada, en demostraciones científicamente comprobadas y verídicas.*" "*En otras palabras, aunque estaban sacando conclusiones correctas de demostraciones científicas, estas pruebas eran basadas en una suposición incorrecta. Lo que hace que la teoría microbiana de la enfermedad sea tan peligroso, es que parece obviamente cierto, pero escierto solamente en un sentido secundario.*"

Uno tiene que entender y captar mentalmente la declaración anterior. Su doctor alopático le está tratando para síntomas, por ejemplo la diabetes, la enfermedad cardiaca, el cáncer, etcétera. La verdadera causa de la enfermedad es el cambio de la química del cuerpo, o como el señor Béchamp lo asignó "el terreno interno" como la señora Elena White llamó "restablecer las condiciones correctas en el sistema"; lo que hoy se llama el "homeostasis". Además, este concepto es enfatizado por la declaración siguiente: *"si podría revivir mi vida, la dedicaría a comprobar que los gérmenes buscan su ambiente natural – tejido enfermo – en vez de ser la causa de la enfermedad en el tejido; por ejemplo, los mosquitos buscan agua estancada, pero no causan a que llegar a ser estancada, el charco.*" Rudolfo Virchow (el padre de la patología).

¿Entonces por qué están tomando, los cristianos, medicamentos recetados cuando el doctor C. Everett Koop, el único Cirujano General de los EE.UU, ha documentado en su reporte del Cirujano General de los EE.UU en la Nutrición y la Salud en 1988, que **"el exceso e desbalance dietética**" contribuyen en una manera significante a ocho de las enfermedades exterminadoras destacadas en los EE.UU.? Además, la modificación de la dieta puede contribuir a su prevención y control". No hemos permitido que Jesús nos librase. Somos esclavos a nuestras papilas gustativas y seguimos comiendo la comida del mundo aunque sabemos que nos está matando; luego tomamos una pastilla que no contiene la vida y que apresura el proceso de la muerte; al final de todo esto, queremos echar la culpa a Dios o suplicarle a Él cuándo nos ha advertido que salgamos de la tierra encantada del diablo.

Pasteur hizo aparecer que su teoría era correcta por promoviendo la práctica de poniendo inyecciones a los animales. De hecho, Pasteur es responsable en gran manera por el uso arremetido de los animales para experimentos en la investigación médica. Él usó preparaciones hechas de los tejidos enfermos de animales anteriormente infectados, así haciendo enfermo al que recibió la inyección. Esto daba la apariencia que un germen causó la enfermedad, cuando de hecho estas preparaciones eran extremadamente nocivas.

Este no es procedimiento científico, pero demuestra simplemente el hecho que uno puede infectar otro por envenenamiento de su sangre. El lector atento verá los errores aquí: primero, Pasteur estaba confundiendo la enfermedad con sus síntomas. En segundo lugar, no se puede decir en ninguna manera que el método de la inyección duplica una "infección" natural. Basado en su teoría de microsomas, Béchamp advirtió enfáticamente en contra de tal invasión de la sangre directa y artificial. La práctica de Pasteur, de inyectar toxinas a la corriente sanguínea, como descrita arriba era aprobada por el AMA, FDA, y otras organizaciones legislativas.

Treinta años antes que el desarrollo de la teoría de monomorfismo, Béchamp trajo su atención a "granulaciones moléculas" pequeñas encontradas en células del cuerpo, que otros observadores habían notado antes que él. Habían sido definidos inadecuadamente, y nadie había identificado sus estatus o función. Después de 10 años de experimentación detallada, Béchamp trajo al mundo en 1866 la revelación profunda que esas granulas eran elementos vivientes. Los renombró "microsomas", que significa "objetos pequeños que fermentan". Durante los siguientes 3 años, Béchamp, con su colega fiel, el profesor Estor, desarrollaron y refinaron la teoría de las Microsomas. La esencia de esta teoría es que la microsoma, un elemento independiente viviente, existe adentro de todas cosas vivientes, y es tanto el constructor como el reciclador de los organismos. Habita en las células, el fluido entre las células, la sangre y el linfático. La microsoma de Béchamp tiene capacidad de multiplicarse, y como el "protit" de Enderlein, ella refleja o salud o la enfermedad. En un estado de salud, las microsomas funcionan en harmonía y la fermentación ocurre normalmente; es decir beneficialmente. Pero en la condición de la enfermedad, las microsomas son molestadas y cambian su forma y función. Ellos evolucionan a formas microscópicas (gérmenes) que reflejan la enfermedad y producen los síntomas, llegando a ser lo que Béchamp llamó como microsomas "evolucionados mórbidamente". De nuevo, esto ocurre debido a una modificación a nuestro terreno por una manera de comer y vivir pervertida.

Observó Béchamp las granulas juntándose y "alargándose a una bacteria". Por eso él observó, exploró y expresó el concepto de "pleomorfismo" – su más antigua y ciertamente su más elocuente portavoz. Así, estando en el principio de la organización del cuerpo, las transformaciones de las microsomas forman células y eventualmente el organismo entero en que existen.

Sin embargo, como ya notado, tienen una doble función, y están listos a reciclar el cuerpo físico a la muerte. Yo describo la microsoma como una sustancia que no puede ser creado ni destruido, y es el precursor a toda material viviente y organizada. Ahora podemos contestar la pregunta: "¿Qué viene primero, el polluelo o el huevo?" La respuesta es ninguno de ellos: es la microsoma. Nuestro creador descrita la microsoma simplemente como: "del polvo eres, y al polvo devolverás" (Génesis 3:19). Al considerar la enfermedad, mi posición es que en un terreno no balanceado (química del cuerpo no balanceado), descomposición fermentativo no solo es acelerado, pero es usurpado por evoluciones mórbidos, incluyendo la bacteria, el hongo, y el moho. Estos son las formas más desarrolladas de la microsoma, que se alimentan en sustancias del cuerpo vitales. Esto resulta en síntomas de enfermedades degenerativas.

"Pasteur negó que la bacteria podría cambiar su forma. Solamente los gérmenes invariables y específicos del aire eran la causa de la enfermedad, él dijo. Béchamp, al otro lado, nunca negando que el aire llevaba gérmenes, mantuvo que las formas llevadas sobre el aire no eran necesarias para la enfermedad. Ve pues, los políticos con buenas conexiones deseaban establecer que tenemos que ser invadidos (y por ende ser protegidos por vacunas productivas). Pero el verdadero científico demostró que un elemento viviente e independiente, que podría evolucionar mórbidamente, ya existía en todas las células del cuerpo, y mostró la evidencia que es todo necesario por la apariencia de organismos sintomáticos." *Sick and Tired* (*Enfermo y Cansado*), Robert O. Young, pág. 26-28.

La Ciencia Moderna Valida la Investigación Prohibida
Haga la conexión aquí entre cristianos y defensores verdaderos de la atención sanitaria. En la sección de la Nutrición, yo hablo dos veces del ganador del premio "Nobel", el Dr. Linus Pauling, el congreso 74to de los EE.UU, la segunda sesión; el anterior cirujano general de los EE.UU, Dr. C. Everett Koop, y la Organización Mundial de Salud (OMS – "WHO" por sus siglas en Inglés), todos confirman la correlación entre la dieta y el estilo de vivir, y la enfermedad y la salud. Las pruebas que el Dr. Béchamp presentó sobre las *microsomas*; los *protit* del Dr Enderlein; y ahora los *Somatidos* de Gaston Naessens, son científicamente correctas, pero han sido virtualmente desapercibido, hasta el Dr. Dean Ornish y su equipo comprobaron la existencia de pleomorfismo (según la definición de Béchamp y otros, y no la AMA) en el cuerpo humano cuando llevaron al cabo una prueba de "Estilo de vida y el Corazón". Esa prueba demostró que cambios intensivos del estilo de vida y la dieta conducen a la regresión, según la edición de diciembre 16, 1998 de la Jornal de la Asociación Médica Americana (JAMA). Comenzado en página 2001, leemos lo siguiente: "Cambios Intensivos del Estilo de Vida para Reverso de la Enfermedad Coronaria Cardíaca" Ver el apéndice G. Mientras la química del cuerpo (el terreno interna) fue cambiada al nivel normal, el cuerpo sí podría sanarse a sí mismo No usaron medicamentos. ¿Entonces cómo usted explica el éxito del grupo que solamente tenía su dieta y estilo de vida cambiados?

Denos la Ciencia Verdadera e Imparcial: …no oposiciones de la ciencia así llamadas. 1 Timoteo 6:20.
Como un cristiano, ¿Qué sistema cree Dios que desearía que siguiese para que preservara su templo-cuerpo, a fin de que habitase Su Espíritu en usted? "Si Béchamp o Pasteur tiene razón podría ser un problema para alguna gente, pero la ciencia está al lado de Béchamp. Recuerde la declaración de Béchamp en el libro de Hume, "no hay una

doctrina tan falsa que no contiene un tilde de la verdad. Así es con la doctrina microbiana." Más tarde, ella cita a Béchamp, diciendo "sobre todo, los hombres del mundo son llevados por una doctrina engañosa y fácil, aún más aplicable a generalidades vagas, y explicaciones vagas, en que está basado en demuestras comprobadas y acertadas. En otras palabras, aunque estaban haciendo las conclusiones correctas de demostraciones científicas, estas demostraciones eran basadas en una hipótesis falsa. Lo que hace que la teoría microbiana sea tan peligrosas, es que parece obviamente verídica, pero es así solamente en manera secundaria."

Es raro, sin embargo, que el nombre de Antoine (Béchamp) y la controversia misma, han sido omitidos de la historia, libros médicos y de biología – aún de las enciclopedias. Dado que la magnitud y número de los descubrimientos de Béchamp, es justo pedir si esta omisión es más que un descuido. ¿De qué tiene (el AMA y los Rockefeller) temor? ¿Acaso puede ser la pérdida de prestigio, los beneficios, el poder, el control, y la influencia cautivadora sobre la masa de humanidad? "Parece que el asesinato histórico/científico de Antoine Béchamp resultó en la ciencia médica sacando conclusiones de verdades parciales. Esto ha resultado en miserias sin cuenta para la raza humana, especialmente en el Oeste." Robert Young, Ph.D, *Sick and Tired* (*Enfermo y Cansado*) 2001, p. 28, 29. El énfasis es del autor.

La Vida de la Carne está en la Sangre, Levítico 17:14

La verdadera causa de la enfermedad es el cambio del terreno interior del cuerpo, como dicho por una renombrada escritora cristiana de salud, Elena White. Ella escribió que, "…no hay una enfermedad que puede vivir en un flujo sanguíneo pura". Ella enfatizó que lo que comemos y bebemos, junto con nuestro estilo de vida, determina la condición de la sangre. Por lo tanto, la causa primera y verdadera de cualquier enfermedad es debido a un torrente sanguíneo impuro, la cual es un factor en el cambio del terreno interno. Llega a ser el canal y lugar de reproducción para todo tipo de "bacteria creciente y viviente", nutriéndose de los productos desechables como proteína mocosa excesiva, el hongo, el plaque, y puede estimular los parásitos sanguíneos a desarrollarse. Cuando la sangre llega a ser sobrecargado del cualquier de este desecho, el sistema inmunitario es suprimida, y las células blancas no pueden consumir suficientemente los radicales libres, y el resultado es la enfermedad. Uno de los deberes diarios asignados a la sangre es la oferta del oxígeno a cada uno de los sesenta mil millones células. La sangre también transporta los nutrientes, lleva afuera desechos, y trae mensajes a través de las hormonas llevadas en ella desde la glándula endocrina.

El establecimiento médico americano no estudia la sangre en vivo. Por lo tanto que la reside en la sangre, es cierto entonces, que la muerte de la carne también reside en ella. Su médico (hablando generalmente) no ha recibido entrenamiento en la Microscopía de campo oscuro o microscopia de contraste de fase. Los médicos primordialmente enfocan en estudios químicos para hacer sus diagnósticos, y haciendo así, tienden a equivocarse.

Otro punto para considerar es que su práctico de teñir las muestras las desorganiza. De hecho, las formas biológicas y los elementos han sido definidos por el enfoque artificial de teñir, así asignando su partidismo en el asunto entero. Este enfoque en una técnica inculcada enseñado religiosamente en las escuelas de medicina y practicado en el área de investigación. Pero es angosto y restringida, ofuscando virtualmente ellos que se apoyan en ella. La acción del uso químico para teñir visualmente destaca ciertas cosas, como la pared celular y el núcleo. Pero esto viene a costo de molestar y organizar todas las micro-formas vivientes, movientes, y que se alimentan – llegan a ser invisibles o inidentificables. Por consecuencia, los observadores de la sangre sin vida refieren a estas formas como "los artefactos", "los orgánulos", "las microsomas", etcétera. Por lo tanto, su papel en el desarrollo de las síntomas de la enfermedad no son detectadas.

Como cristianos, aceptando esta práctica limitada de teñir células básicamente muertas y rechazando o por lo menos no considerando los análisis de células de sangre en vivo, utilizando técnicas confiables como microscopía de campo oscuro, microscopía de campo claro o microscopia de contraste de fase, es una burla de Dios; entre tanto el cambio del terreno interior (la sangre, el fluido linfático, las enzimas digestivas, el colon, etcétera) prepara el escenario para la transformación de las bacterias favorables a patógenos nocivos que puede ser observado en un análisis de sangre en vivo. A ver qué más dijo la Sra. Elena White, la escritora Cristiana de salud, sobre las drogas.

"Yo fui mostrado que más muertes han sido causados por tomando drogas que de todas otras causas combinadas. Si estuviera en la tierra un médico en lugar de miles, una inmensa cantidad de mortalidad prematura hubiera sido prevenida. Multitudes de médicos y multitudes de drogas, han maldecidos los habitantes de la tierra, y han llevados a miles y diez por miles a sus tumbas prematuras." *Spiritual Gifts*. 4to Tomo, pág. 133.

- Las drogas por fin traen una descompostura de las Fuerzas Vitales. *Medical Ministry*. Pág. 223

- Las drogas no son el método inteligente. *Medical Ministry*. Pág. 40

- Las drogas requieren menos habilidad. *Healthful Living*. Pág. 247

- Las drogas son experimentos costosos. *Medical Ministry*. Pág. 228

- Las drogas son recetadas en vez de diciendo al paciente la verdad. *Medical Ministry*. Pág. 225

- Las drogas funciona por envenenando el corriente de la sangre. *Counsel on Health*, 303.

- Las drogas hacen desaparecer la enfermedad y reaparecer más tarde y en otro lugar. *Spiritual Gifts*. 4to tomo, 135.

- Las drogas cargan al cuerpo con las toxinas que el primero no puede expulsar. *Spiritual Gifts*. 4to tomo, 135-136.

- Las drogas eventualmente cesan a ayudar los síntomas. *Medical Ministry*. Pág. 228-229.

- Las drogas interfieren con las leyes de la Naturaleza. *Manuscrito* 22 1889.

- Las drogas son un pobre sustituto por el uso de hierbas simples. *Letter* 90, 1908.

- Las drogas no son responsables por la sanación que puede seguir. *Healthful Living*, 224.

- Las drogas no poseen poder curativo. *How to Live*, 70

- Las drogas directamente y por heredad debilitan. *How to Live*, 70

- "Ellos que hacen costumbre la práctica de tomando drogas pecan contra su inteligencia y pongan en riesgo su vida futura entera..." *Selected Messages* (*Mensajes Selectos*) 2^{ndo} tomo, p. 290-291.

- Las drogas son el método sin fe. *Manuscript* (*Manuscrito*) 169, 1902.

"¿Es porque no hay Dios en Israel que vais a indagar de Baalzebub, el dios de Ekron? 1Reyes 1:3. Te pregunto hoy, ¿no hay un Dios en los Cielos que usted va al dios de la ciencia así llamado falsamente? 1 Timoteo 6:20.

Con la cantidad creciente de medicamentos y la dosis tomada aumentando siempre, aparecería de los hechos arriba mencionados que una persona está muriendo una muerte despacio y prematura.

Una Lista de Científicos Asesinados: "Ustedes son de su padre el diablo..." Juan 8:44.

Lo siguiente son los nombres y una descripción breve de las vidas que eran extinguidas posiblemente por haciendo su trabajo extremadamente bien, www.stevequayle.com/dead_scientist/UpdatedDeadScientist.

Jose Trias se murió 9 de Mayo, 1994. Trias y su esposa fueron asesinados en su hogar en Chevy Chase, en el estado de Maryland. Reunieron con un amigo, un periodista, el día antes de su asesino y lo contaron de su plan de divulgar la financiación por el instituto "Howard Hughes Medical Institute" (HHMI) para la investigación así llamada "special ops" (operación especial). Los convenios de subvención designadas para HHMI son realmente desviados a proyectos especiales según la investigación.

Mark Purdey era familiarizado con la expresión "proteína cerebral anormal". Se quemaron la casa de Purdey y su abogado que estaba colaborando con él en su proyecto de la Enfermedad de Vacas Locas había sido lanzado fuera de la carretera por otro coche y por consiguiente se murió. El veterinario en el caso se murió también en un choque de auto. El nuevo abogado de Purdey, también tuvo un accidente de auto, pero no fue fatal. El doctor C. Burton, una especialista de la enfermedad Creutzfeldt-Jakob (CJD) que justo había producido un informe de investigación, fue asesinado en un choque de auto antes que su trabajo fue anunciado al público. Especula Purdey que Burton quizás hubiera sabido más que lo que fue revelado en su informe.

En Octubre 4, 2001, cuatro de cinco microbiólogos no nombrados eran víctimas de en un avión abatido por un misil cerca del mar Negro en la frontera de Rusia. Viajando de Israel a Rusia, su negocio no era divulgado. Tres científicos era expertos en investigación medical de salud pública. Muchos en Israel creen que el avión tenía cuatro o cinco pasajeros que eran microbiólogos. Ambos Israel como Novosibirsk son centros de investigación microbiológica de avanzada. Se conoce Novosibirsk como el capital científico de Siberia. Hay más de 50 instalaciones de investigación allí, y 13 universidades completas con un población de solo 2,5 millones de gente. Avishai Berkman, de 50 años; Amiramp Eldo, 59 años; y Yaacov Matzner, 54 años murieron en Noviembre 24, 2001.

Otro accidente de avión mató a tres científicos. Alrededor de la misma vez del choque del Mar Negro, los periodistas Israelí habían hecho sonar la alarma que dos científicos Israelí de microbiología habían sido asesinados, supuestamente por terroristas, incluyendo el jefe del departamento de hematología en el hospital Israelí Ichilov, tanto como los directores del departamento de la Salud Pública de Tel Aviv y la Facultad de Medicina de la Universidad Hebrea. Eran expertos mundiales en hematología y coagulación sanguínea. Cinco microbiólogos en esta lista de los ocho que murieron misteriosamente en accidentes por avión trabajaban en investigación microbiológica de avanzada; y, cuatro de los cinco estaban haciendo investigación similar, la cual tenía significado global político y monetario.

Dr. Sam Chachoua

Por más de siete meses, la industria de cáncer, aparentemente siguiendo el ejemplo de Cedars-Sinai ha controlado totalmente el medio de comunicación nacional que ha suprimido cualquier mención del caso judicial del Corte Directo de Los Angeles # CV#97-5595-MMM. ¿Lo ha escuchado o visto por cualquier lugar en el Medio de comunicación Nacional? ¡Cierto que no! Esto parece ser una clara violación del derecho de la gente de saber. Nuevos tratamientos para el cáncer y la SIDA están siendo retenidos de todo el mundo en los EE.UU y el mundo. En el 11 de Agosto 2000, al Dr. Sam Chachoua, un investigador de Cáncer y SIDA fue adjudicado $10 millones en daños por un Corte del Distrito Federal por parte del Centro Medical Cedars-Sinai en la ciudad de Los Angeles, por un incumplimiento de contrato; el último no pudo devolver 36 vacunas propietarias y culturas al primero, y aquello rehusó a publicar los resultados de algunos test realizados por Cedar-Sinai en ellas vacunas y culturas. Resultados de ensayos revelan en detalle chocante los métodos enrevesados utilizados para destruir el Dr. Chachoua y robar su innovación de Terapia de Remisión Inducida (TRI). El dedicado periódico "Explore Medical" era el único ente de comunicación para asistir y reportar el juicio. Enlace #1, 19+ páginas.

Dr. Sam Chachoua desarrolló un ramo de medicina innovador y eminentemente exitoso llamado Terapia de Remisión Inducida (TRI). La industria de cáncer en el otoño de 1994 le sitió al Dr. Chachoua y comenzó intentando a destruirlo y hurtar su terapia. El caso #CV97-5595-MMM en el Corte del Distrito Federal en Los Angeles contra el Centro Médico de Cedar-Sinai así fue imprescindible. El medio de comunicación nacional no reportaron el caso. Un canal de Televisión en Los Angeles, MSNBC, después del juicio, salió con una publicación del Dr. Sam y su terapia muy efectiva, describiéndola como un ramo nuevo de medicina y lo más prometedor jamás en la historia contra el cáncer y la SIDA. Esa publicación fue muy breve; pronto fue sacada de itinerario de programas, para nunca jamás ser visto. ¿Acaso sería posiblemente porque varias semanas más tarde, la Jueza del caso, Margaret M. Morrow revocó la opinión unánime del jurado, y redujo la indemnización de 10 millones de dólares a un insignificante 11 mil dólares (una reducción de 99,9%) en un tecnicismo? Aunque el venerable periódico "Los Angeles Times" publicó 139 artículos en Cedars, durante el año del caso, el mismo no reportó en el caso ni en la razón técnica por la cual invalidó la Jueza Morrow la decisión del jurado.

Hay demasiado "muertes accidentales" de científicos para escribir. O les mataron para su trabajo de investigación o no, pero sabemos que desde el principio del siglo 19no un grupo despiadado de hombres ha puesto su sistema en su puesto y lo han conectado a la economía del EE.UU, y harán cualquier cosa y todo necesario para retener el control.

La Historia Comienza en 1618 A.D. El Principio de la Guerra de 30 Años

La mayoría de ustedes no han escuchado de esta información antes porque han sido educados en el sistema dirigido por la Mesa Directiva Americana de Regente y su versión de la historia del mundo. La historia comienza en las páginas polvorientas de historia en 1618, en lo que ha llegado a ser conocido como los 30 años de guerra.

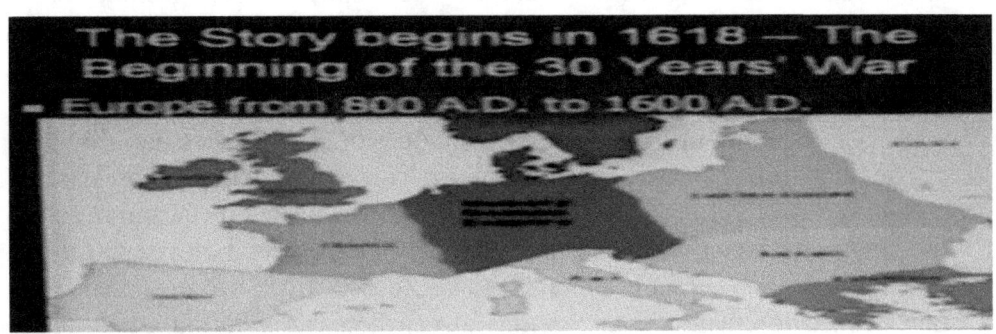

Ilustrada arriba es un mapa precisa de Europa de 800 A.D. hasta 1600 A.D. Básicamente el Reino Unido en azul es el mismo como hoy en día. También Escandinavia en rojo es mucho como hoy en día. A la derecha, está ubicada Europa oriental, Rusia y los Balcánicos. Debajo del marrón, está Italia con su forma de bota. En el centro, el color marrón, que hoy en día es conocida como Alemania, Polonia, Austria, etc...? En 1618 fue llamado el (in) Sacro Imperio Romano. A la extrema mano izquierda tiene la Península Ibérica, que actualmente es España y Portugal, y de por supuesto Francia es el verde a la derecha de España y a la izquierda del Imperio Romano. La guerra de 30 años fue luchada entre 1618 y 1648, y fue entre el vaticano de Italia y los reformadores Protestantes. Era una guerra de ideologías religiosas instigadas por las "jesuitas" del Vaticano que promovieron la "Farmacopea" – es decir, "brujería" y dictadura. Era una guerra de protestantes que querrían libertad del "yugo papal". El in-Sacro Imperio Romano era una confederación de estados, que incluía Austria, Borgoña, Alemania, Lombardía, otras partes de Francia. Su fundador se llamaba Carlomagno. Fue coronado como emperador de este Imperio profano o in-sacro por el Papa en 25 de diciembre, 800 A.D.

Un gran problema para los protestantes era la insistencia de los Jesuitas a usar la "Farmacia", que trajo las hostilidades a un clímax en esa parte del mundo.

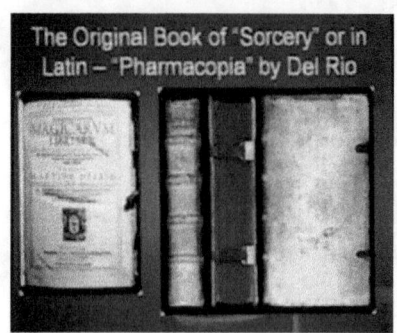

The Original Book of "Sorcery" or in Latin – "Pharmacopia" by Del Rio

A la izquierda se ve el libro original de "Brujería" o en el Latín "Farmacopea" por el Jesuita Del Rio. Este libro delineó la visión vaticana de la medicina mundial futura. Uno de los dos tratados más destacados del siglo 16to en la magia y curación, *Disquisitionum magicarum libri sex* imprimido por primera vez en 1599-1600 y es la obra maestra de Martín del Rio (1551-1608), un Jesuita y satanista. El libro incluyó los amuletos, los ensalmos, el conjuramento y control de espíritus, las hechiceras, la alquimia, la profecía, la adivinación, y muchas otras prácticas que eran usadas de manera encubierta por el orden Jesuita del Vaticano. Este es el origen del término clínico: "práctica" (que se usan en la medicina).

Ciertamente es una ofensa a Dios que los Protestantes han olvidado lo que lucharon y por lo cual murieron sus antepasados, incluyendo el *Textus Receptus* (la verdadera palabra de Dios). La guerra terminó con la Paz de Westfalia en 1648, donde no quedó nada para pelearse. Europa estaba en ruinas y Francia emergió el vencedor. El *in*-sacro Imperio era muy debilitado cuando Francia entró al conflicto. A este día, el Vaticano considera Francia como responsable para su derrota. El mapa de Europa que estuvo dibujado después de la guerra todavía sigue inalterado hasta este mismo día (2009). Después del fin de la guerra, el nuevo mundo (las Américas) llegó a ser el foco del interés del Vaticano controlado por los Jesuitas. El Jesuita (del linaje Kenita) en Austria y Alemania inmigró a las Américas con una enemistad amarga hacia Francia. El linaje Jesuita tuvo su origen en Babilonia de antigüedad (esto es justo después del diluvio cuando se construyeron un gran torre hacia los cielos, por la cual Dios confundió las lenguas de esa gente y fue dispersado por la faz de la tierra – ver la Génesis capítulo 10 en la Biblia); siguió por el linaje del Canaán bíblico. En el nuevo testamento este sangre llegó a ser conocido como "Kenita", lo cual constaba las Escribas y los Fariseos del Nuevo Testamento. Ellos (los Jesuitas) vinieron al nuevo mundo (las Américas) con las esperanzas de comenzar una vida nueva y disfrutar las fortunas este nuevo mundo tenía que ofrecer. Les tomó a ellos poco más de cien años, pero eventualmente tomaron control de la educación de los EE.UU, las profesiones legales, médicos y de religión. Desde el medio de los ochenta del siglo veinte, han tenido un control absoluto sobre los EE.UU, uniendo éste con su amado papado, con el fin de anular la Constitución Americana.

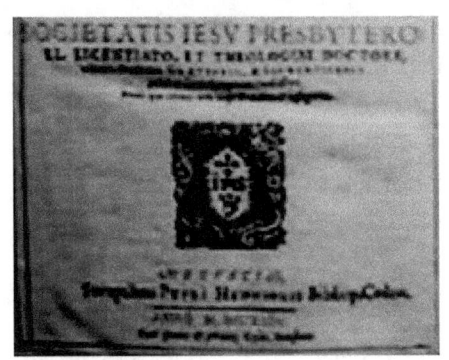

En los gráficos precedentes, por la izquierda se ve el libro original de "Hechicería" o en el latín – "Farmacopea" por el Jesuita Del Rio, con el sello Jesuita. Un frase allí en latín dice: En Su Servicio (ESS) – En Inglés: *In His Service* (*IHS*); por la derecha hay un despliegue de la cruz Maltesa y debajo de ella palabras en latín que dicen "bajo este signo conquiste".

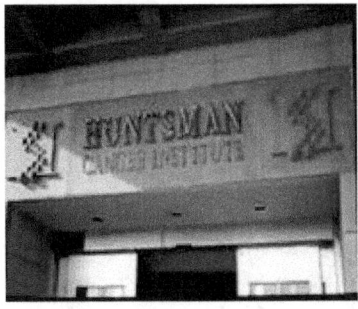

Se ve este mismo simbolismo en el letrero del Instituto de Cáncer Huntsman. Note con atención el letrero a la izquierda y veré en ambos lados de la palabra "Huntsman", un signo como H, diseñado para representar las letras I.H.S., por *In His Service* (En Su Servicio). El servicio del Papa Negro – el padre General de Jesuitas. La mayoría de los cristianos hoy no saben el origen de este símbolo y su significado y piensan que alude al servicio de Jesucristo.

Justo en Utah solo, los hospitales dedicados para hacer investigación gastan billones de dólares, buscando por un "tratamiento" para el cáncer; pero, ¿qué son los resultados? Desde los cincuenta y sesenta del siglo veinte por todo de este gran país, y un millón de millones de dólares más tarde, las tres mismas opciones están ofrecidas a las víctimas: 1. La cirugía, 2. La radiación, y 3. Las drogas de quimioterapia.

¡Lo que Presidentes Antepasados tenían que decir acerca de los Jesuitas!

Para entender la "decepción" (Génesis 3:1), uno tiene que entender el "campo" en contención, las reglas, la estrategia, la historia, y más importante la biografía de cada uno de sus piezas claves. En el área de la salud y bienestar, debido a la importancia de la economía y la ganancia financiera a pocos, la pública ha vuelto meras pelanas en las manos de los elitistas en el poder. ¿Quiénes son los elitarios de la arena del mantenimiento de salud, y cuáles son sus orígenes y más importante cual es su linaje? ¿Quiénes eran antes y son hoy en día?

"A menos que ponemos la libertad médica dentro de la Constitución, el tiempo vendrá cuando la práctica de la medicina se va a organizar a una dictadura clandestina … Para restringir el arte de curación a un clase de hombres y negar los privilegios iguales a otros constituirá la Bastilla de la ciencia médica. Todas tales leyes son contra-Americanas y tiránicas y no tienen un lugar en una república… La Constitución de este repúblico debe proveer privilegios especiales para la libertad de la medicina tanto como la libertad religiosa." – Dr. Benjamin Rush, firmante de la Declaración de la Independencia, médico al presidente George Washington.

Como americanos sabemos que en 1776 fue escrita la Declaración de la Independencia. Sin embargo no muchos de nosotros recuerdan que en ese mismo año, 1776, el señor Adam Smith escribió "Riqueza de las Naciones" que era la obra fundamental para el Capitalismo y la gran Revolución Industrial. Aun menos todavía de nosotros saben que en el mismo año 1776, Adam Weishuapt, un Jesuita organizó el "Illuminati", que describieron las metas, las trayectorias, y los métodos para el gobierno del mundo unido, por lo que hoy es conocido como el comunismo. ¿No es interesante que casi todos los libros de historia nos cuenta del primer gran evento. Una cantidad hablan del segundo. Pero apenas cualquier aluden al último.

Déjame compartir contigo un hecho interesante de una edición antigua de la Enciclopedia Británica, del año 1910. Esta edición es demasiado antiguo para la mayoría de ustedes recordar, pero de hecho habla del "Illuminati". Actualmente, este es un término que le costaría trabajo encontrar en una enciclopedia. ¿Le preguntaría por qué? Pues, esta edición afirma: "un movimiento de libre pensamiento Republicano de corto plazo, por cuya adherencia el nombre "Illuminati" fue dada. Era fundado en primer día de mayo,1776, por Adam Weishaupt, un ex Jesuita, y profesor de ley canónica en la universidad de Ingoldstadt." El señor Weishaupt sí se hubiera divorciado de los Jesuitas o no. En el libro "La Historia de francmasonería por Gould, él observa "Weishaupt ha inconscientemente absorbido ese muy perniciosa doctrina de los Jesuitas, que (afirma) "El fin justifica el modo"

¿Ha escuchado la cuenta del escorpio que pidió a la tortuga que lo diese una vuelta en su espalda por el lago? La tortuga rehusó pero el escorpio dijo a ella que si la picara, los dos ahogarían. Entonces concedió la tortuga a llevarlo; por medio del lago, el escorpio le picó a la tortuga. Justo antes que la tortuga se hundió, preguntó al escorpio la razón de picarla. Contestó el escorpio, "¡es justo mi naturaleza!" Mientras que el Vaticano, los estados unidos, y sus aliados vencerán eventualmente sus enemigos, los EE.UU pagarán un gran precio, lo va a repudiar cada principio de su constitución. Lee y entiende Apocalipsis Capítulo 13.

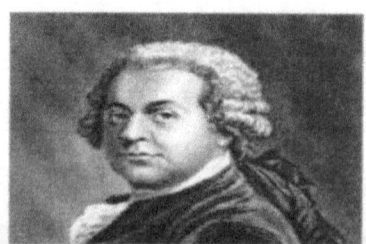

El ex presidente John Adams escribió a su sucesor, Thomas Jefferson: UN "no me gusta la reaparición de los Jesuitas. Si alguna vez hubo un cuerpo de hombres que merecen condena eterna en la tierra… es esta sociedad…"

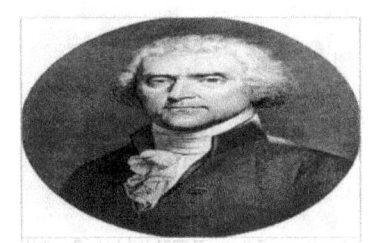

"Así como tú, no apruebo la restauración de los Jesuitas, ya que significa un retroceso desde la luz hacia la oscuridad."
--Presidente Thomas Jefferson

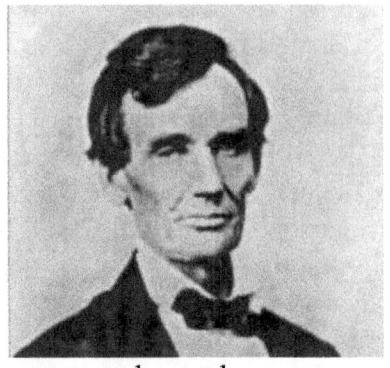

El mismo momento en que el papismo asume el derecho de la vida y la muerte de un ciudadano de Francia, España, Alemania, Inglaterra o los Estados Unidos, se supone a sí mismo como el poder y el gobierno de ese país. Esos estados, a continuación, han cometido un acto de suicidio, al permitir que el papismo ponga un pie en su territorio, con el privilegio de la ciudadanía. El poder de la vida y la muerte es el poder supremo, y dos poderes supremos no pueden existir en el mismo territorio sin anarquía, disturbios, derramamiento de sangre y guerras civiles. Cuando el papismo renunciará el poder de la vida y la muerte que proclama que es su propio poder divino en todos de sus libros teológicos y leyes canónicas, entonces, y sólo entonces, puede ser tolerado y puede recibir los privilegios de la ciudadanía en un país libre. ¿No es absurdo dar a un hombre una cosa, contra la cual él ha jurado a odiar, a maldecir, y a destruir? ¿Y no odia, maldice, y destruye, la Iglesia Católica de Roma, la libertad de conciencia siempre que puede hacerlo en una forma segura? Estoy por la libertad de conciencia en su más noble, amplio y alto. Pero no puedo dar libertad de conciencia al santo padre y a sus seguidores, los papistas, siempre y cuando me dicen, a través de todos sus concilios, teólogos y leyes canónicas, que su conciencia les ordena a quemar a mi esposa, estrangular a mis hijos, y cortar mi garganta cuando encuentran su oportunidad" *50 Years in the Church of Rome*, por Chiniquy.

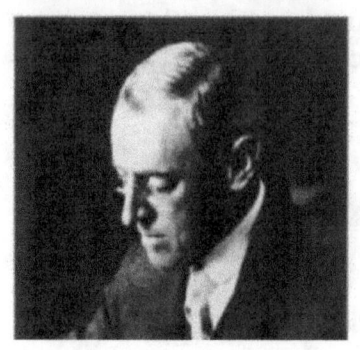

"…hay un poder tan organizado, tan sutil, tan penetrante, más vale que no hable más fuerte que su respiración al condenarla."

-Presidente Woodrow Wilson

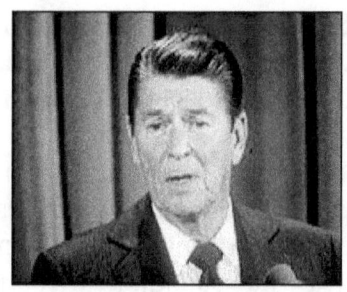

Entre pocos meses de la inauguración del Presidente Reagan en 1981 se supieron que él estaba estudiando el desafío de establecer relaciones diplomáticas con el Vaticano. Una de las primeras medidas adoptadas por el Presidente Reagan, fue la de obtener la derogación de la ley del 1868 que prohibió la utilización de fondos para una embajada al Vaticano. Tuvo éxito en la obtención de la abolición. No existía una verdadera oposición y este fue interpretada como una indicación positiva para ellos que deseaban relaciones diplomáticas plenas. El 7 de junio de1982 realizaron una reunión histórica entre el Presidente Reagan y el Papa Juan Pablo II en la Ciudad del Vaticano. Complacido e inspirado por el firme apoyo del Papa para el movimiento de Solidaridad en Polonia y su abierta oposición del régimen comunista, Reagan buscó consejo del Pontífice con respecto a la cuestión de la libertad en Europa Oriental. Desde ese punto en adelante, los Estados Unidos y el Vaticano comenzaron a trabajar cada vez más estrechamente en su objetivo común de derrotar la amenaza soviética. Cuando eso ocurrió, el Papa Juan Pablo II declaró "Ya no nos puedan detener". El Presidente Reagan actuó con rapidez y en 10 de enero 1984, anunció que las relaciones diplomáticas entre los Estados Unidos y el Vaticano se ha habían sido establecidas. El Presidente hizo esto a pesar de la oposición, de la oficina del Secretario de Estado.

Concordato: 1. m. Tratado o convenio 2. sobre asuntos eclesiásticos que el gobierno de un Estado hace con la Santa Sede.

Eclesiástico: adj. De la Iglesia o relativo a ella, en particular referido a los clérigos:*dignidad eclesiástica.* (Según el diccionario de la lengua española, ed. 2005.)

El Carácter y los Objetivos del Papado

Los defensores del papado declaran que la iglesia ha sido calumniada, y el mundo protestante se inclina a creerlo. Muchos sostienen que es injusto juzgar a la iglesia de nuestros días por las abominaciones y los absurdos que la caracterizaron cuando dominaba en los siglos de ignorancia y de tinieblas. Tratan de excusar sus horribles crueldades como si fueran resultado de la barbarie de la época, y arguyen que las influencias de la civilización moderna han modificado los sentimientos de ella.

¿Habrán olvidado estas personas las pretensiones de infalibilidad sostenidas durante ochocientos años por tan altanero poder? Lejos de abandonar este aserto lo ha afirmado en el siglo XIX de un modo más positivo que nunca antes. Como Roma asegura que la iglesia "nunca erró; ni errará jamás, según las Escrituras" (Juan L. von Mosheim, Institutes of Ecclesiastical History, libro 3, siglo XI, parte 2, cap. 2, nota 17), ¿cómo podrá renunciar a los principios que amoldaron su conducta en las edades pasadas?

La iglesia papal no abandonará nunca su pretensión a la infalibilidad. Todo lo que ha hecho al perseguir a los que rechazaban sus dogmas lo da por santo y bueno; ¿y quién asegura que no volvería a las andadas siempre que se le presentase la oportunidad? Deróguense las medidas restrictivas impuestas en la actualidad por los gobiernos civiles y déjesele a Roma que recupere su antiguo poder y se verán resucitar en el acto su tiranía y sus persecuciones.

Un conocido autor dice, acerca de la actitud de la jerarquía papal hacia la libertad de conciencia y acerca de los peligros especiales que corren los Estados Unidos si tiene éxito la política de dicha jerarquía:

"Son muchos los que atribuyen al fanatismo o a la puerilidad todo temor expresado acerca del catolicismo romano en los Estados Unidos. Los tales no ven en el carácter y actitud del romanismo nada que sea hostil a nuestras libres instituciones, y no ven tampoco nada inquietante en el incremento de aquél. Comparemos, pues, primero, algunos de los principios fundamentales de nuestro gobierno con los de la iglesia católica.

"La Constitución de los Estados Unidos garantiza la libertad de conciencia. Nada hay más precioso ni de importancia tan fundamental. El papa Pío IX, en su encíclica del 15 de agosto de 1854, dice: 'Las doctrinas o extravagancias absurdas y erróneas en favor de la libertad de la conciencia, son unos de los errores más pestilentes: una de las pestes que más se debe temer en un estado.' El mismo papa, en su encíclica del 8 de diciembre de 1864, anatematizó 'a los que sostienen la libertad de conciencia y de cultos' como también 'a cuantos aseveran que la iglesia no puede emplear la fuerza.'

"El tono pacífico que Roma emplea en los Estados Unidos no implica un cambio de sentimientos. Es tolerante cuando es impotente. El obispo O'Connor dice: 'La libertad religiosa se soporta tan sólo hasta que se pueda practicar lo opuesto sin peligro para el mundo católico.' . . . El arzobispo de Saint Louis dijo un día: 'La herejía y la incredulidad son crímenes; y en los países cristianos como Italia y España, por ejemplo, donde todo el pueblo es católico y donde la religión católica es parte esencial de la ley del país, se las castiga como a los demás crímenes.'. . .

"Todo cardenal, arzobispo y obispo de la iglesia católica, presta un juramento de obediencia al papa, en el cual se encuentran las siguientes palabras: "Me opondré a los herejes, cismáticos y rebeldes contra nuestro señor (el papa), o sus sucesores y los perseguiré con todo mi poder."- Josías Strong, Our Country, cap. 5, párrs. 2-4.

Es verdad que hay verdaderos cristianos en la iglesia católica romana. En ella, millares de personas sirven a Dios según las mejores luces que tienen. … debido a lo cual no pueden discernir la verdad. Nunca han visto el contraste que existe entre el culto o servicio vivo rendido con el corazón y una serie de meras formas y ceremonias. Dios mira con tierna misericordia a esas almas educadas en una fe engañosa e insuficiente. Hará penetrar rayos de luz a través de las tinieblas que las rodean. Les revelará la verdad tal cual es en Jesús y muchos se unirán aún a su pueblo. …

Los protestantes se han entremetido con el papado y lo han patrocinado; han hecho transigencias y concesiones que sorprenden a los mismos papistas y les resultan incomprensibles. Los hombres cierran los ojos ante el verdadero carácter del romanismo, ante los peligros que hay que temer de su supremacía. Hay necesidad de despertar al pueblo para hacerle rechazar los avances de este enemigo peligrosísimo de la libertad civil y religiosa. *El Gran Conflicto*, 1911, Elena White, pág. 455-457.

Las relaciones diplomáticas habían sido cortadas por el Congreso el 13 de junio de 1867 sobre la participación del Vaticano y su manipulación en el asesinato del Presidente Abraham Lincoln. ¿Ha preguntado alguna vez alguien por qué Reagan rehabilitó lazos diplomáticos oficiales con el Vaticano? El Ministerio de Asuntos Exteriores rechaza peticiones de la Libertad del Acto de Información (FOIA), para emitir información relativa al tratado entre los EE. UU y el Vaticano. ¿Por qué? Todos otros Tratados con otros países están disponibles, ¿por qué éste no? ¡Los protestantes deberían ser principales en la exigencia de ver una copia de este Concordato!

¿Por qué esto entonces? (Note las estrellas invertidas en la bandera americana de Hillary y el elefante de Partido Republicano.)

Ve para sí mismo; haga una búsqueda en "Google" o "Bing" del Símbolo de Partido Demócrata y/o del Republicano. Despiértense cristianos, Jesús nunca interfirió o participó en los asuntos políticos de Roma o Jerusalén.

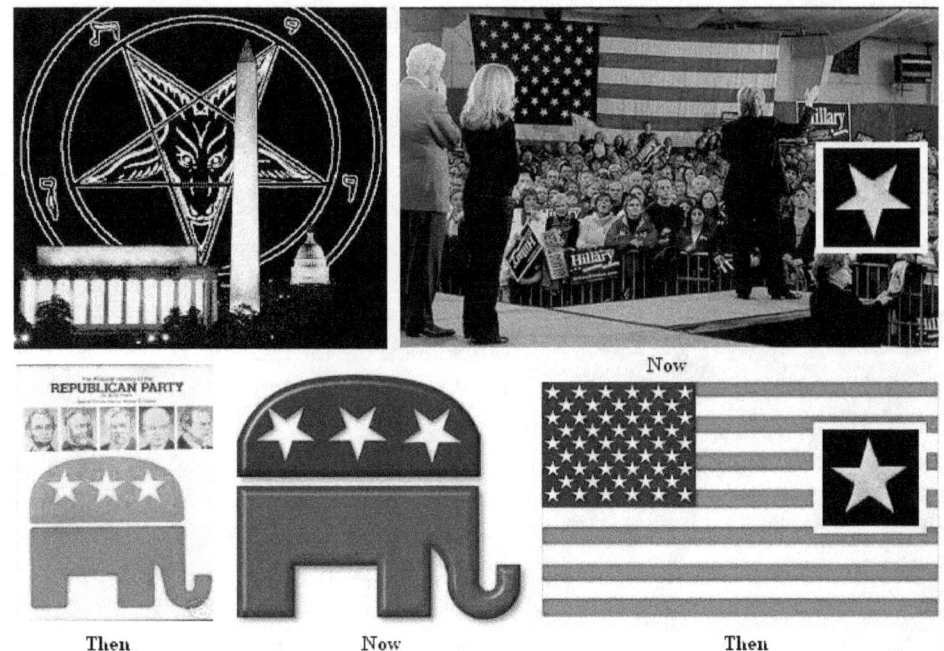

Then   Now   Then

El Señor William Avery "Doc" Rockefeller

Pronto después de la Guerra de los 30 Años, una tal familia jesuita/judía influyente se mudó a América. En 1722, la familia de Johann Roggenfeder

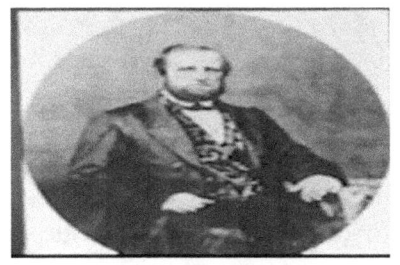

vendió su molino austriaco y vino a América. Unas décadas más tarde, la familia cambió su apellido a "Rockefeller" para parecer más americana. Aquí está el nacimiento de un Imperio increíble con la lealtad completa al Vaticano y linaje "Kenita". Guillermo Avery Rockefeller, también conocido como "Doc" (corto de doctor) se instaló en Rockford, al norte del estado de Nueva York, dónde nació el hijo John D. en1839.

Guillermo Avery "Doc" recibió el apodo "Diablo Bill" de sus vecinos porque él constantemente sostenía sesiones espiritistas y estuvo profundamente involucrado en la brujería. Él practicaba simplemente el arte que sus consejeros jesuitas lo habían enseñado.

Entre 1818 y 1830, al norte del estado Nueva York, Rockefeller sin cualquier educación médica o entrenamiento, se proclamó a sí mismo como "Doctor Guillermo A. Rockefeller, el célebre Especialista de Cáncer", e hizo una pequeña fortuna vendiendo una mezcla de petróleo crudo y alcohol (whisky) como "un Estímulo de Panacea Medicinal".

Guillermo Rockefeller era también un ladrón de caballo condenado, un violador sexual, y un polígamo, teniendo al menos dos mujeres y dos casas distintas bajo nombres diferentes. Su cartel en su carro, cuando él fue de ciudad a ciudad, reclamó "Todos los casos del cáncer curado, a menos que los demasiado avanzados, aun ellos puedan ser enormemente beneficiados. Su hijo John D. aprendió el comercio de "Doc" muy bien. *El Oro de Dios, la Historia de Rockefeller y Sus Tiempos*, Flynn, 1932.

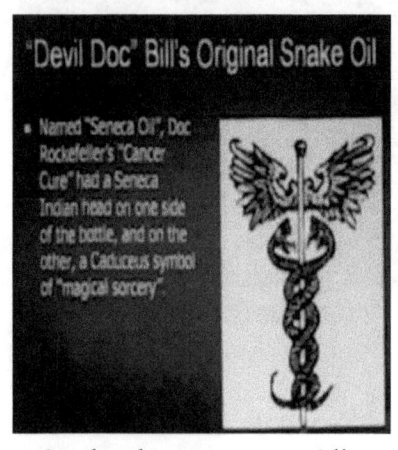

Se puede ver una cabeza de un indio del tribu Séneca en un lado de la botella, y un símbolo del caduceo "del hechicería mágico".

El símbolo del caduceo usado en libro de Río Del de hechicería mágico, tomado de los caldeos del período Uruk bien antes 3000 a.C. El petróleo séneca milagroso del doctor vendió por 25.00 dólares una botella, y era el "Petróleo de Serpiente pronto apodado" y el Caduceo se hizo el símbolo de la profesión médica. El estímulo de panacea médico del doctor Bill fue llamado el petróleo de Séneca debido a los símbolos en sus botellas.

John D. Rockefeller

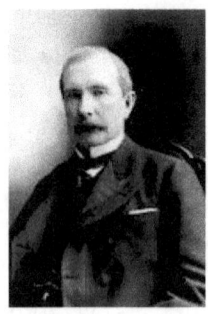

Juan tenía 22 años en 1862 cuando la guerra civil comenzó y él ya había acumulado completamente una fortuna significativa vendiendo el whisky en el negocio de su padre. Él vio una gran oportunidad de vender su whisky a los soldados tanto del Norte como de Sur, y pagó a un sustituto para alistarse por el poder en el ejército de Unión, que sirve en su lugar.

Al fin de la guerra, John D. era uno de los primeros multimillonarios de América, y esto vino de vender barriles innumerables "del whisky medicinal" a los cirujanos de la Guerra Civil. De Nueva York a California, John D. silenciosamente controló la mayoría de destilerías de whisky que funcionan en América. Durante los años de prohibición, los Rockefeller consolidaron su cártel y traficaron opio en guaridas a través del país.

Recuerde que la fórmula original de Guillermo Avery "Doctor" Rockefeller era combinar el petróleo crudo de alta calidad con el alcohol. El doctor enseñó a su hijo, John D. muy bien y él siguió mezclando el petróleo crudo con el alcohol para hacer millones. En 1859, en la ciudad de Clarion, estado del Pensilvania, el primer campo de petróleo el los EE.UU fue descubierto por el Coronel Edwin Drake. John D. rápidamente formó una alianza con el señor Drake, finalmente comprando sus posesiones y formó la Compañía Petrolera "Standard Oil" en 1870. Lo que pasó después sirvió a establecer el "Standard Oil" como el campeón indisputable del mundo en la industria petrolera.

John D. después estableció una sociedad secreta con algunos hermanos Kenitas jesuitas/judíos. La Compañía "Southern Improvement Company" era el predecesor de la Compañía "Standard Oil". Cada uno implicado con la compañía fue jurado a la secrecía más estricta. Los hombres fueron advertidos a decir nada en absoluta de sus actividades a sus esposas. El señor J.P. Morgan y el Banco de Rothschild ya habían adquirido los ferrocarriles y estaban dando rebajas ilegales a la compañía "Southern". Esta acción tenía el efecto de arruinar las refinerías pequeñas e independientes del aceite, y forzarlas a cerrarse en una pérdida tremenda o afrontar la ruina financiera. La Compañía "Southern" era el precursor de "Estándar Oil". Fue licenciada en Cleveland, Ohio, y era un fachada para el Banco de Rothschild. La esfera de la actividad de la compañía "Southern Improvement" era prácticamente ilimitada. *"History of the Standard Oil Company"* Vol. 1, por Ida Tarbell, páginas 56 y 75.

El Imperio Comienza a Formarse

Otros encuentros del aceite fueron hechas en Ohio, Oklahoma, Texas, Kansas, Arkansas, Colorado, Montana, California, y el último gran encuentro estaba en Alaska. Usando sus ganancias de whisky, Rockefeller movió rápidamente para comprar la mayoría de acciones de los campos petrolíferos probados.

La investigación comenzó en el desarrollo de productos basados del aceite de cada clase y variedad. En 1883, Rockefeller movió su Imperio a la Ciudad de Nueva York y construyó un fideicomiso masivo en la calle 26 Broadway.

John D. Rockefeller era uno de los primeros multimillonarios del mundo, cuando el petróleo fue fabricado al querosén y usado para avivar lámparas y linternas. Por 1880, el cártel Rockefeller/Vaticano de "standard oil" completamente dominaba el mercado de keroseno mundial. El único rival a Rockefeller era el mercado ruso fundado por un Sueco llamado Robert Nobel, de la familia de Premio Nobel. El crecimiento rápido de la producción de petróleo rusa había sido conseguido a pesar de agitaciones políticas que habían envuelto el país desde principios de siglo, la mayor parte de que había sido centrado en la "capital de aceite", del país, Bakú. Las huelgas de trabajadores de aceite habían sido un rasgo regular de la protesta contra el Zar en 1903 y 1904, y eran un factor principal en la revolución de 1905, en la cual Josef Dzhugashvilli jugó un papel significativo anti Zarista. Como consecuencia de su actividad revolucionaria que fomentó en Bakú, Dzhugashvilli fue desterrado a Siberia. Más tarde él se llegaría a ser mejor conocido como Josef Stalin.

Con la invención y la globalización eventual de coches de Ford, Impulsado por el petróleo Rockefeller, John D. Rockefeller se hizo el hombre más rico del mundo en segundo lugar; sólo segundo al Armschel Rothschild.

"Consciente que los Rothschilds son una familia judía importante, los busqué en la Enciclopedia Judaica y descubrí que ellos cargan el título 'los Guardas de la Tesorería de Vaticano' ... el nombramiento de Rothschild dio al papado negro secrecía financiera absoluta. ¿Quién jamás buscaría una familia de Judíos ortodoxos para la llave a la riqueza de la Iglesia Católica?- F. Tupper Saussy, *"Rulers of Evil"*, Harper Collins, página 160, 161.

El Gobierno de los EE.UU Investiga la Compañía Standard Oil:

El 15 de mayo de 1911, la Corte Suprema de los Estados Unidos decidió que el cártel del "Standard Oil" era "una amenaza a la República" y ordenó que lo mismo sea desmantelado. Para la seguridad de la República, nosotros (la Corte Suprema Estadounidense) ahora decretamos que la conspiración peligrosa tiene que ser terminada por el 15 de noviembre de 1911. (John D. *A Potrait in Oils* página 154). Rockefeller juró a vengarse contra el Gobierno estadounidense y usó su fortuna enorme para comprar y controlar el gobierno estadounidense justo como había hecho con el Kremlin.

La fragmentación del monolito de "Standard Oil" causó aproximadamente 37 nuevas compañías. El señor Rockefeller todavía controló en secreto a todos ellos, poseyendo una mayoría de votación de las acciones en las nuevas corporaciones. Así el *Standard Oil* se llegaría a ser conocido como *Standard Oil* de Nueva Jersey (Exxon), *Standard Oil* de Nueva York (Mobil), *Standard Oil* de Indiana (Amoco), *Standard Oil* de California (Galón), *Atlantic Refining* (Arco), etc., etc. Era negocio como de costumbre en 26 y Broadway - la oficina central del gigante.

Estaba en este punto en la historia americana a la cual unos hombres acaudalados comenzaron sistemáticamente, físicamente y legalmente a restringir los derechos de otras profesiones de curación, incluso doctores naturales Cristianos. Había más practicantes de curación natural que médicos alopáticos en aquel tiempo, pero todo eso pronto cambiarían.

Rockefeller y Carnegie: Juan 8:44

"El concepto de tipos de bacterias específicos e incambiables que causan enfermedades específicas se hizo oficialmente aceptado como la fundación de medicina Occidental y microbiología a finales del 18o siglo Europa. También llamado monomorfismo, fue adoptado por el complejo médico/industrial de América, que comenzó a tomar la forma cerca de la vuelta del siglo veinte.

Este cártel se organizó alrededor de la Asociación Médica Americana, formada por intereses de medicina para la manipulación del sistema legal para destruir otras disciplinas de asistencia médica competidoras, incluso el

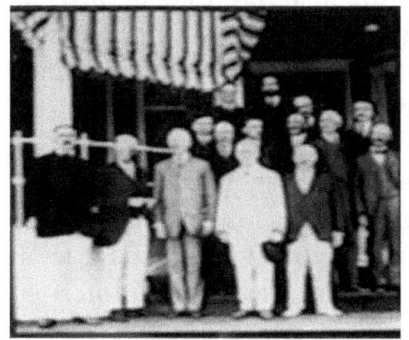

modo natural de curación de Dios. Controlado por compañías farmacéuticas, el complejo se ha transformado a un negocio de mil-millones de dólares anualmente. Esto también incluye muchas compañías de seguros, la Administración de Drogas y Alimentos (FDA), los Institutos Nacionales de la Salud (NIH), y el Centro para el Control de Enfermedad (CDC), hospitales, e instalaciones de investigación de universidad."*Sick, Tired,* 2001, Robert Young, pág. 23.

Comenzando en 1901, veremos como Rockefeller y Carnegie han formado la medicina moderna hoy. John D. Rockefeller intentó a tomar el control de la educación americana, principalmente la de la medicina, y en segundo lugar la de la ley. La profesión médica en los EE.UU en este tiempo era muy independiente y llena de problemas internos y externos. Sobre aquellos problemas, escribieron muchos de los escritores de esa época, incluyendo la instructora Cristiana de salud, señora Elena White.

Los Fideicomisarios del la mesa directiva de Educación General, la primera fundación Rockefeller, en una marcha atrás en Rockland, Maine, el julio de

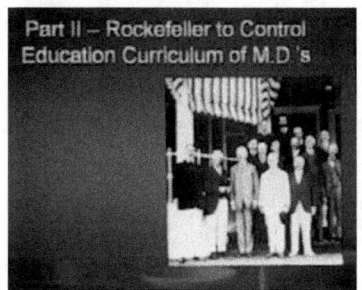

1915. Fila delantera, desde la izquierda: Edward A. Alderman, Frederick T. Gates (el antiguo presidente de la universidad de Harvard), Harry Pratt Judson (el presidente de la universidad Chicago), Wallace Buttrick (oficial ejecutivo del la mesa). Segunda fila, desde la izquierda: Wickliffe Rose (Jefe de los programas públicos Rockefeller de salud), Hollis B. Fressil, John D. Rockefeller, Jr. E.C. Sage, Albert Shaw, Abraham Flexner. Tercera fila, desde la izquierda: George E. Vincent (el presidente de la Fundación Rockefeller), Anson Phelps Stokes, Starr J. Murphy, y Jerome D. Greene.

En la mesa directiva de Rockefeller, que era distinta de la mesa de Educación General, él juntó hombres políticamente orientados como doctor L.E. Holt; Christian A. Hearder, que más tarde llegó a ser el secretario de estado bajo el Presidente Eisenhower, T.M. Prudent, Herman M. Brigg,

William H. Welch, Theobolt Smith, y Simon Flexner. Aparentemente sucedió que Simon Flexner tenía un hermano llamado Abraham que era personal de la Fundación Carnegie para el progreso de enseñanza. Esta circunstancia trajo las fundaciones en una unión mucho más cercana y les permitió unir sus esfuerzos para tomar el control de las profesiones médicas desprevenidos. Antes de 1910, las profesiones médicas estaban en una condición pobre y tenían una imagen pública bastante pobre. Muchos hombres quisieron ver un cambio y un mejor grado de la respetabilidad.

La Asociación Médica americana (AMA), que se había formado en 1847, por tres hombres, a saber, doctor George Simmon, doctor Reed y doctor J.N. McCormick, también estaban interesados en limpiar su reputación. Los hombres organizaron un consejo contra la educación médica y trataron de hacer recomendaciones para mejorar la profesión. Hacia 1908 sus planes para reformación había tenido desacuerdos entre el comité y careció de fondos suficientes para seguir. Era en este tiempo, en 1908, que Rockefeller y Carnegie combinaron esfuerzos y movieron con la estrategia brillante a la escena. El presidente de la Fundación Carnegie dijo al AMA que ellos asumirían el proyecto entero.

De las actas de las reuniones del concilio de la AMA celebradas en la ciudad Nueva York, en el diciembre de 1908, encontramos que la Fundación Carnegie iría a investigar "todas las profesiones; ley, medicina, y teología." Como un practicante de Restauración Cristiana de Salud, estoy interesado en informando el público acerca del aspecto médico de aquella investigación y conclusiones, y su efecto sobre el público americano hoy, sobre todo el cliente de la asistencia médica. Animo a otros en las arenas legales y religiosas a investigar sus profesiones y comparte con el público sus conclusiones; usted estará absolutamente asombrado en las conclusiones de tal investigación.

Sr. Flexner (ver el apéndice C) claramente era el que escribió el informe final que nota las conclusiones de la investigación. Este informe es conocido hoy como el informe de Flexner. Fue determinado, según el informe, mejorar las insuficiencias de la educación médica. También hizo sugerencias para cambios radicales, la mayor parte de los cuales tenían sentido. Este ganó un tremendo apoyo público al AMA.

Sin embargo, debería ser notado que dos de las sugerencias más tarde resultaron a ser "ganchos" y hasta hoy en día, el consumidor de asistencia médica en este país paga un precio fuerte tanto en términos de gastos de la capital como en términos de dolor humano, sufrimiento y muerte.

"Dos de estas recomendaciones reforzarían enérgicamente el área de farmacología y traerían departamentos de investigación a todas las facultades de las escuelas de medicina.

La prueba fundamental que decidió la suerte de las facultades de medicina; ver si quedarían o caerían era su disponibilidad a aceptar (o rechazar) la influencia de la fundación y su control. El resultado final era que todas las facultades de medicina se hicieron pesadamente orientadas hacia drogas e investigación de medicina, ya que era por las ventas aumentadas de estas medicinas que los donantes realizaron una ganancia de sus donaciones. *World Without Cancer*, G. Griffin Edwards, pág. 286, 287.

"La solución Flexner era simple; hacer la educación médica tan elitista, cara, y prolongada, que la mayor parte de estudiantes serían prohibidos de considerar hasta una carrera médica. El programa Flexner estableció exigencias para cuatro años de estudio al nivel colegio; unos cuatro años adicionales en el estudio de la medicina. Su informe también estableció exigencias complejas para las facultades de medicina; ellos tuvieron que tener laboratorios caros y otro equipos. Cuando implementaron las exigencias del informe de Flexner, el número de facultades de medicina fue rápidamente reducido. Hacia el final de la Primera guerra mundial, el número de facultades de medicina había sido reducido de 650 a unos meros 50. El número de graduados anuales había sido reducido de 7500 a 2500. La promulgación de las restricciones Flexner prácticamente garantizó que el monopolio médico de los Estados Unidos causaría un pequeño grupo de estudiantes elitistas de familias pudientes, y que este pequeño grupo sería sujetado al control intenso," *Murder By Injection*, Eustace Mullins, pág. 11,12.

El historiador Joseph Golden lo resume así, "Flexner tenía las ideas, Rockefeller y Carnegie tenían el dinero y su matrimonio era espectacular." Ahora mirémonos a un par de pequeños "ganchos" que aludí anteriormente. Se requería que las escuelas que iban a recibir las subvenciones grandes, y como consiguiente, guardar sus puertas abiertas, entraran en el campo de prescripción de los medicamentos y también el campo de la investigación de medicina. Recordando que los productos químicos son la fundación de la mayor parte de medicinas y Rockefeller era entonces el hombre superior de "Standard Oil" en América, no toma mucha imaginación adivinar dónde iría. Él no era el tipo de hombre que regalaría un dólar a menos que pudiera ganar cinco para si mismo – al menos así lo revela la historia tal hombre.

David Hopgood, escribiendo en 1969 en el <u>Washington Monthly</u>, dijo este en la referencia a donde hemos llegado hoy, o desde el sueño Rockefeller y Carnegie. "El currículo de estudios de la facultad de medicina y sus exigencias de entrada son orientados al estudiante muy académico que es apto para la investigación. En la lucha cada vez más desesperada para la admisión estos estudiantes académicamente talentosos excluyen aquellos que quieren practicar la medicina."

Según G. Eward. Griffin, en su libro *World Without Cancer*, él declara "y entonces esto ha venido a cumplirse que los instructores de enseñanza de todas nuestras facultades de medicina son una clase muy especial. En la selección y proceso de entrenamiento, un énfasis pesado ha sido puesto sobre el descubrimiento de individuos que han sido atraídos por el campo de investigación y sobre todo por la investigación en la farmacología. Este ha causado la sobrecarga de personales de nuestras facultades de medicina que por la preferencia y por la formación son propagadores de la ciencia orientada hacia drogas que domina la medicina americana."

El Standard Oil de Rockefeller Une con I.G. Farben de Alemania

La Corporación Industrial I.G. Farben nació en 1926 principalmente bajo los auspicios de dos hombres, un industrial alemán y un banquero suizo. Desde su principio los líderes de I.G. Farben han sido una parte integrante de la estructura bancaria internacional. Según el Ministerio de Justicia estadounidense, el Corte de Distrito Federal de Nueva Jersey, el 14 de mayo de 1942, el informe siguiente fue dado:

"I. G. Farben es la compañía química más grande en el mundo y la parte del Cártel más gigantesco y poderoso de toda la historia." ¿Ahora usted ve lo que el señor. John D. Rockefeller Sr. tenía en mente cuando en 1928 él trabó su propio imperio financiero con I.G. Farben? A propósito, I.G. Farben es tanto orientada hacia medicina como hacia las armas. Quizás esto explica por qué durante la Segunda Guerra Mundial, el complejo masivo de I.G. Farben localizado en Frankfurt, Alemania, se quedó en pie sin un rasguño.

Los pilotos americanos y los aliados fueron ordenados a no dejar caer una sola bomba en I.G. Farben. La medicación de drogas era la carga, y la investigación de medicina era el instrumento útil para promoverlo. Durante los procesos de Nuremberg, supieron que los líderes comerciales de I.G. El Farben realmente habían controlado el estado Nazi. I.G. El Farben hizo funcionar tales campos de concentración como Auschwitz y Buchenwald.

Es también importante notar que durante la Segunda Guerra Mundial, los Nazis movieron su oficina central dentro del complejo de I.G. Farben. ¿Podía haber existido un acuerdo entre los Nazis y los líderes de I.G. Farben, garantizando seguridad dentro del complejo Farben? Las facultades de medicina apoyadas por el político AMA que era no más que un hombre de paja, defendieron a sus hombres en el uso y el abuso de productos químicos. Hoy, la atención sanitaria en los EE.UU es un 1,4 mil millones de dólares de industria, o una séptima de la economía estadounidense.

Al principio de los 30, del siglo 20, los químicos de Rockefeller habían descubierto muchos "secretos" de la estructura molecular del producto petróleo de Benceno. Ellos encontraron un modo de crear "goma sintética" del petróleo, y habían asegurado patentes en cientos únicas "drogas" fabricadas por las firmas farmacéuticas de petróleo.

El mundo entonces estaba funcionando en una economía a base de petróleo, y las Facultades de Medicina Estadounidenses entrenaban "a médicos" hacerse vendedores de medicinas derivadas por benceno. Este es por qué Rockefeller financió "fundaciones de educación" y las "mesas de los Regentes" y completamente controló el plan de estudios de Facultad de Medicina antes de los 40 del mismo siglo. Cualquier escuela que no deseaba seguir protocolos Rockefeller, no fue financiada y dejó de existir. "El petróleo de serpiente" (Snake Oil) era dominante ahora. Un rayito más de luz le ayudará a ver cuan profundamente entró el gancho en el campo médico crédulo cuando las facultades de medicina tomaron el cebo de subvenciones de Carnegie y Rockefeller.

Morris A. Beale lo pone así: "acerca de los Rockefeller, "Old (el viejo) Bill" Rockefeller, el jefecito itinerante de John D. (el primer) y un empresario patente de medicina solía colocar el petróleo crudo embotellado… una cura para el cáncer … en la venta del petróleo crudo en una botella bonita, "Old Bill" no hizo nada nuevo; él simplemente tomó una página del libro de otros faquires de medicina que vendían entonces sus artículos desde la parte trasera de sus carros. Cuando el petróleo fue descubierto en el noroeste de Pennsylvania (1850), los vendedores del comercio del aceite encontraron que había más oro en las bolsas de los pantalones de los incrédulos que había en trabajando para si mismos en los campos de petróleo.

Ellos comenzaron a embotellar el petróleo crudo y colocarlo bajo varios nombres como una cura para todo bajo el sol … el señor "Old Bill" abrió un nuevo campo para si mismo. Él llamó su petróleo embotellado "Nujol" que aludía a (nuevo petróleo) y lo vendió a aquellos que tenían el cáncer y aquellos que él podría asustar que tendrían el cáncer. Este pareció bien a los investigadores del "standard oil". Pareció mejor cuando ellos averiguaron que esto costó a aproximadamente 2.00 dólares por un barril para preparar Nujol del petróleo ordinario, y que un barril de la materia cruda podría hacer 1,000 botellas de seis onzas de Nujol preparado. El farmacéutico … paga aproximadamente 21 centavos para una botella de seis onzas de Nujol que cuestan el Petróleo Estándar 1/5 de un centavo.

Las ganancias impresionantes de Nujol lo hicieron inevitable que el cártel industrial más grande y más despiadado de América (el Imperio Rockefeller) debiera añadir pronto el tráfico de drogas a su producción ya enorme y esfera de ventas", *The Drug Story*, Morris A. Beale, pág. 5, 6.

Lo que la persona común no entiende es que la élite del mundo no tiene una lealtad a ningún país, pero sólo riqueza, poder, y control. Como la Compañía de Motor de Ford vendió jeeps al los americanos y aliados durante las Guerras Mundiales, la compañía de Ford también los vendió a los Nazi. "Si usted está en el negocio del aceite, los billones de dólares pueden ser hechos suministrando ejércitos, marinas, y fuerzas aéreas con productos de petróleo (o con la suspensión de ellos, a su fracaso o colapso, ejemplo Japón, en la 2da guerra mundial). En resumen al controlar los recursos de petróleo que conducen la maquinaria de la guerra, usted controla el resultado eventual de la guerra, y finalmente usted controla el mundo.

La segunda industria más vital, que crea riqueza en el mundo es la salud y el bienestar - y este es por supuesto atado directamente a la guerra. "La salud es "la zanahoria" de la humanidad, mientras la guerra es "el palo" el uso de jefes supremos para guardar los ciegos e incrédulos en absoluta lealtad y miedo. El hijo del "Doctor Rockefeller" creó la "Corporación Secreta más poderosa y acertada" el mundo ha sabido alguna vez. Las Torres Gemelas en Ciudad de Nueva York fueron afectuosamente llamadas "David y Nelson" [Rockefeller] porque David y Nelson eran la fuerza impulsora detrás de la construcción. Inmediatamente después de la demolición planeada muy pública "de los Torres" el 11 de septiembre de 2001, la Rockefeller-corporación controló el Pentágono, invadió Afganistán y establecieron bases estadounidenses por el Mar Caspio. Mar Caspio y las reservas del aceite iraquíes que suministran Francia eran la única competición sólida al Petróleo Estándar desde 1990, y en el disfraz "de la Guerra contra el Terror" el cártel podría aumentar ahora precios. " *The Trial of the Century (El Proceso del Siglo)*, A. True Ott, Ph. D.

"El concurso de Mar Caspio era el tema de muchas conferencias de nivel superiores en la oficina central de la Confianza en 26 Broadway en Nueva York. Uno de los métodos de encontrar la amenaza era el crudo de dulce de reducción de precios." Rockefeller Mil Millones, la página 165.

"La verdad es que "las Corporaciones" cuestan de bienes vendidos desde 1883 incluyen 75 millones de guerras muertos de dos guerras globales "y acciones de policía" más los millones de inocente quiénes mueren cada año "del Cáncer" y otras "enfermedades" a que podrían ayudar enormemente las terapias a base de nutrición honestas y la educación pública honesta en la nutrición". El Proceso del Siglo, A. Ott verdadero, Doctor en Filosofía yo añadiría que la nutrición es sólo una de las diez leyes de Dios de la salud, de que hablarán en la parte dos.

La Palabra de Dios Relativa a las Drogas

"La evitación de medicinas puede posponer ciertamente su fecha con el empresario de pompas fúnebres. La escena de medicina produce problemas que nadie parece saber solucionar. Reconocemos los peligros inherentes en las anfetaminas, barbitúricos, cocaína, morfina, marihuana y otros. Reconocemos este y trabajamos a este final; pero pienso ahora en un problema que puede ser tan malo como o peor que el susodicho. Este es el problema de medicinas de prescripción". Como Vivir para Ser 101 y ser Capaz de Disfrutar de Ello, Raymond L. Knoll, Dr. en Medicina.

A causa de Pharmakeia (ver la definición abajo), el mundo cristiano ha ingerido el gancho de cebo de Carnegie y Rockefeller, la línea, y el plomo. Como el mundo sostiene la medicina basada sobre la ciencia, la iglesia cristiana lo cree es aprobado por dios. Si la ciencia no está basada sobre la palabra de Dios, entonces Paul nos dice que esto es la ciencia entonces falsamente llamada "O Timoteo, guardar esto que es cometido a la confianza de ti, evitando palabras profanas [y] vanas, y las oposiciones de la ciencia falsamente llamada: 1 Timoteo 6:20. Recuerde medicinas babilonias, comida, ropa, y las enfermedades son para babilonios. Dios no pinta un cuadro bonito de Su iglesia. En Apocalipsis 3:14-22.

Dios llama Su iglesia Laodicea, queriendo decir "la Opinión de la Gente." Si no nos arrepentimos Él nos vomitará de Su boca, Apocalipsis 3:15. En Mateo 25, justo antes de Su segunda llegada, Su iglesia es encontrada dormida. Todos porque … para comerciantes ti eran los grandes hombres de la tierra; ya que por tu hechicería eran todas las naciones engañadas. Apocalipsis 18:23. Vaya a definir la palabra Pharmakeia de la perspectiva de Dios.

Tomado Por La Concordancia "Complete Strong´s" de la Biblia
53231 Apocalipsis 18:23 – Pharmakeia, far-mak-I-ah; medicación ("farmacia"), es decir (por exdecenas.) Magia (encendido. o higo): Hechicería, Brujería.
5332 Apocalipsis 18:21 – Pharmakon, (de Pharmakeus) (una medicina, es decir ortografía que da a poción) un farmacéutico, Farmacéutico o envenenador, es decir (por exdecenas.) un mago; hechicero de-a.
5333 Apocalipsis 22:15 – Pharmakos; el mismo como 5332 – hechicero.
3095 Actos 8:11 – Mageia – de 3096 – "magia" – hechicería.
3096 Actos 8:9 – Mageno – de 3097; a práctica "magia"; hechicería.
3097 Magos – de para [o 7248] un Mago, es decir. Científico oriental; por inferencia un mago: - hechicero, un sabio. (Ver Actos 13:6, 8).
7248 Rab-Mag: de 7227 y un para palabra para un Mago: Mago Principal; Rab-Mag, un funcionario babilonio; Rab-Mag.
7227 Rab; por contr. De 7231 abundante (en cantidad, tamaño, edad, número, fila, calidad): - (en) abundan (-ance, hormiga, antlyo capitán, mayor, bastante, sumamente, lleno, grande, el aumento, mucho tiempo, (bastante, [tiempo]), (hacen, tiene) muchos (cosas, un tiempo, ([barco-] maestro, fuerte, más, (también, muy) mucho, multiplíquese (oficial, a menudo [-tiempos], abundante, populoso, el príncipe, proceso [del tiempo], basta 9-ient).
3785 Kesheph; de 3784 magia: hechicería, brujería. (Ver Isaiah 47:9, 12).
3784 Kashaph; un remilgado. Raíz; puntal: susurrar una Ortografía, es decir a Inchant o práctica magice: un Hechicero, (uso) bruja (-arte. (Ver el Éxodo 7:11 y Daniel 2:2).

3786 Kashshaph; de 3784 mago-a: Hechicero.

6049 'Anan: un remilgado. Raíz: cubrir; usado sólo un denom de 6051 para nublarse; higo. Para actuar encubiertamente, es decir práctica Magia:-X traen, Hechicero.

2748 Chartom; del mismo como 2747; un Horoscopist: (como dibujo de líneas mágicas o círculos): - mago.

2749 Chartom-(Chaldean) mismo como 2748:-mago.

Un ejemplo de como las compañías farmacéuticas están más preocupadas por la ganancia que su salud fue relatado por el Diario de Wall Street. "El *Glaxo-SmithKline* recibió una carta de advertencia severa del FDA sobre su fracaso de archivar informes regulares sobre procesos *Avandia,* B3. Como relatado por el Diario de Wall Street en, el miércoles, 9 de abril de 2008. El *Avandia* es una medicina de diabetes que está bajo el escrutinio desde el año pasado, cuando un estudio concluyó que los pacientes que toman la medicina tenían un riesgo más alto de sufrir un ataque cardíaco que aquellos tomando otra medicina de diabetes oral o píldoras de placebo." La carta es fijada en el sitio Web del FDA.

El Nuevo Testamento tiene este para decir en el sujeto de Pharmakeia. "Ahora los trabajos de la carne son la manifestación, que son éstos, el adulterio, la fornicación, la suciedad, la lascivia, la idolatría, la brujería," etc. Gálatas 5:19, 20. Tan cuando usted toma Pharmakeia es decir la brujería, usted alimenta la carne que lo causa a la guerra contra el espíritu de Dios, verso 17. Es porque los Cristianos alimentan la carne de la cual ellos siguen pecando y arrepentirse, pecar y arrepentirse, y no hacerse triunfadores cuando nos dicen que debemos hacer en la Apocalipsis 3:21.

Dios guiña realmente en nuestra ignorancia, pero ahora Él ha hecho que la luz de Verdad brille en nuestros caminos. ¿Andaremos en la luz? No soy un doctor médico o el farmacéutico, entonces no puedo decirle drogarse o no drogarme. Sin embargo, si esto es su deseo de seguir cada Palabra a la cual sale de la boca de Dios, entonces usted tiene que preguntar usted mismo por qué usted toma medicinas de prescripción cuando Sus métodos de curación son mucho superiores. ¿Es porque hemos sido lavados el cerebro para creer que la medicina alopática es nuestra única y mejor esperanza que ponemos nuestra confianza y fe en la religión de medicina y no confiamos en Dios?

Afirmaciones de Escritora Cristiana de Salud, Elena White:

"Nuestra gente debería hacerse inteligente en el tratamiento de enfermedad sin la ayuda de medicinas venenosas." White, *Medical Ministry,* Pacific Press, 1932, p. 57.

"Las instrucciones especiales deberían ser dadas en el arte de tratar el enfermo sin el uso de medicinas venenosas y en la armonía con la luz que Dios ha dado. En el tratamiento de las medicinas enfermas, venenosas no tiene que ser usado." White, *Testimonies Vol. 9*, Pacific Press, 1909, p. 175.

"la pérdida de dientes, la pérdida de memoria, y vista perjudicada, debe ser la distribución de varias medicinas han traído su cantidad de la miseria, que el día de Dios solo revelará totalmente ... Estas preparaciones venenosas han destruido sus millones, y se han marchado sufre sobre la tierra para tardar una existencia miserable ... Miserable sufre, con la enfermedad en casi cada forma, deforme sufriendo, con úlceras terribles y dolores en el los huesos y en todas partes. Ellas son víctimas de preparaciones venenosas, que han sido, en muchos casos administrados para curar un poco de indisposición leve, que después de un día o dos del ayuno habría desaparecido sin la medicina. Pero las mezclas venenosas, administradas por médicos, han demostrado su ruina." Spiritual Gifts, volumen 4, White, Review & Herald, 1958, p. 139.

"Cada medicina perniciosa colocada en el estómago humano, si por la prescripción de médicos o por el hombre él mismo, hace la violencia al organismo humano, perjudica la maquinaria entera." Selected Messages, Bk. II, Pacific Press, White, pàgina 280-281.

"La ciencia de medicina ha sido exaltada, pero si cada botella que viene de cada tal institución fuera suprimida, habría menos inválidos en el mundo hoy. La medicación de medicina nunca debería haber sido introducida en nuestras instituciones. No había ninguna necesidad de este siendo tan, y por esta misma razón el Señor haría que nosotros estableciéramos una institución donde Él puede entrar y donde Su gracia y poder pueden ser revelados. 'Soy la resurrección y la vida,' Él declara que "el método verdadero para curar el enfermo es decirles de las hierbas que crecen a beneficio del hombre ... la educación Verdadera nos conducirá a enseñar el enfermo que ellos no tienen que llamar en un doctor más que ellos llamarían un abogado. Ellos pueden administrar las hierbas simples si es necesario." Ellen White, Spalding y Magan Collection, pág. 137.

"Las multitudes de médicos y multitudes de medicinas han blasfemado a los habitantes de la tierra y han llevado miles y decenas de miles a tumbas inoportunas." White, *Spiritual Gifts 4*, Review & Herald, p. 133.

"La medicación de medicina, cuando es generalmente practicado, es una maldición. Eduque lejos de medicinas. Úselos menos y menos, y dependa más de agencias higiénicas; entonces la naturaleza responderá a aire puro

de médicos de Dios, echar agua puro, ejercicio, una conciencia clara ... necesidad de Medicinas rara vez para ser usado." White, *Counsels on Health*, Pacific Press, pág. 261.

Las Drogas Recetadas

Más de 10 millones de americanos toman antidepresivos y otra prescripción medicinas psiquiátricas; las medicinas que son conocidas causar la agitación mental y física y la chispa comportamiento autodestructivo, violento. Los inhibidores de nuevo consumo *selectiva serotonina* (SSRIs) son antidepresivos que afectan niveles de *serotonina* en el cerebro. Los antidepresivos de SSRI son tan arriesgados que el FDA requiere que ellos lleven una etiqueta de caja negra que advierte la indicación ellos aumentan el riesgo de pensamientos suicidas y comportamiento en la gente joven. Estas medicinas también pueden inducir reacciones negativas, haciendo aquellos que los toman insensible a las consecuencias de su comportamiento. Podemos permitirnos ya no a hacer caso del cuerpo creciente de literatura médica y observaciones clínicas que unen estas medicaciones para miles de suicidios, asesinatos, y otros actos brutales de la violencia. Las cuentas siguientes del comportamiento extraño y destructivo por individuos que usan tales medicinas proporcionan una vislumbre glacial en sus consecuencias desastrosas, una indirecta del daño ellos pueden, y causar realmente. ¿Cuánto podemos seguir no haciendo caso de sus peligros obvios? ¿Qué va esto a tomar para nosotros para recobrar nuestro juicio?

Disparos Escolares

Blackburg, VA, el 16 de abril de 2007: el Seung-Hui Cho se comportó violentamente de la violencia que se terminó con 33 muertos y más que dos docenas perjudicaron, haciéndolo la juerga de disparos más mortal en la historia americana. Los antidepresivos fueron encontrados entre sus pertenencias.

Littleton, CO, el 20 de abril de 1999: Eric Harris y Dylan Klebold, armado con cuchillos, armas, y bombas, aterrorizaron la Escuela Secundaria Aguileña, matando 13 e hiriendo 23 antes de pegar un tiro ellos mismos. Harris tomaba *Luvox*.

Reserva de Indios de Lago Roja, MN, el 21 de marzo de 2005: Jeffery Weise mató a su abuelo y la novia de su abuelo, luego fue a la Escuela Secundaria de Lago Roja donde él mató a las más siete personas e hirió a más de una docena de otros antes de tomar su propia vida. Él tomaba *Prozac*.

Springfield, OR, el 21 de mayo de 1998: Kinkel de cabezada asesinó a sus padres, y luego procedió a la escuela donde él mató a dos estudiantes e hirió más de 20. Él tomaba *Prozac*.

Bailey, CO, el 27 de septiembre de 2006: el Duane Morrison entró en la Escuela Secundaria de Cañón Platte y tomó a seis rehén de jovencitas, sexualmente asaltando algunos de ellos y pegando un tiro un en la cabeza antes de matar él mismo. La medicación antidepresiva fue encontrada en su caro jeep.

La Violencia en el Lugar de Trabajo
Louisville, KY, el 14 de septiembre de 1989: Joseph Wesbecker marchó en el trabajo con un AK-47 y otros armas, mató a ocho empleados, hirió 12, y se suicidó. Él tomaba *Prozac*.

Wakefield, MA, el 26 de diciembre de 2000: Michael McDermott mató a tiros a siete de sus colegas en la Tecnología Edgewater. Él tomaba *Prozac*

Meridiano, SRA., el 8 de julio de 2003: Doug Williams abrió el fuego en compañeros de trabajo en Lockheed Martin con una escopeta de 12 medidas, matando cinco e hiriendo a nueve otros antes de tomar su propia vida. Él tomaba *Zoloft* y *Celexa*.

Newington, CT, el 6 de marzo de 1998: el contable de lotería descontento Matthew Beck mató a cuatro colegas antes de disparar fatal él mismo. Él tomaba *Luvox*.

Royal Oak, MI, el 14 de noviembre de 1991: el empleado ex-postal Thomas McIlvane pegó un tiro a las nueve personas, matando tres, en su antiguo lugar del negocio antes de pegar un tiro él mismo en la cabeza. Él tomaba *Prozac*.

Stoughton, MA, el 5 de agosto de 1997: Richard Shurman fatal pegó un tiro a dos de sus socios de negocio. Él tomaba *Zoloft*.

Asesinos Brutales
Huntsville, AL-, el 10 de marzo de 1998: Jeffery Franklin mató a ambos de sus padres con un hacha e intentó asesinar a tres de sus hermanos más jóvenes. Él tomaba *Ritalin*, *Prozac*, y *Klonopin*.

Purcell, OK, el 12 de abril de 2006: Kevin Underwood asesinó y sexualmente asaltó a una muchacha de 10 años. Las autoridades dijeron que él tenía proyectos para el canibalismo. Él tomaba *Lexapro*.

Augusta, MT, el 26 de agosto de 2002: el Jeanette Swanson tiro y matado sus dos niños más jóvenes mientras ellos durmieron. Ella tomaba *Paxil*.

Boise, ID, tarjeta de identidad, el 2 de septiembre de 2003: Sarah Johnson pegó un tiro y mató a ambos de sus padres, según se afirma porque ellos no aprobaron al muchacho que ella databa. Ella tomaba *Zoloft*.

Wakefield, MA, el 10 de enero de 2001: Anthony Dalesando de 81 años Antes suave amanerado repetidamente apuñalaba a su esposa de casi 50 años con un cuchillo de cocina mientras ella durmió. Él tomaba varias medicaciones incluso *Prozac*.

Alamogordo, NM, el 5 de julio de 2004: Cody Posey de catorce años mató a su padre, madrastra, y hermanastra. Él entonces escondió los cuerpos y rompió una ventana con un hacha para sugerir que un intruso hubiera cometido los asesinatos. Él tomaba *Zoloft*.

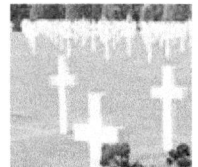

Medicinas aprobadas por el FDA asociadas con las muertes ...esta vez *Botox* y *Myobloc*. Considere este: En América la Administración de Drogas y Alimentos se ha aprobado la práctica de inyectar toxinas bajo la piel para "relajarse" se entromete la esperanza que las arrugas desaparecerán. Al mismo tiempo, el FDA no permite varias hierbas naturalmente dulces — como Stevia ser vendido como "dulcificantes". Las toxinas están en el registro para matar a la gente, como demostrado por este artículo, mientras los dulcificantes de hierbas tienen historias de beneficio médico-hospitalario, a menudo remontándose cientos de años.

¡Aún esto es el uso de toxinas que es aprobado! Este sólo demuestra que el FDA es dirigido más por política y dinero que es por un deseo auténtico de la seguridad de alimento verdadera. Sólo USTED puede determinar realmente lo que está bien para usted — por educación e investigación. Administración de Drogas y Alimentos estadounidense (2008, el 10 de febrero). US Food And Drug Administration (2008, February 10). Botox Linked To Respiratory Failure And Death, FDA Advises. *ScienceDaily*. 22 March 2008 <http://www.sciencedaily.com/releases/2008/02/080209090530.htm>.

La Medicina Alopática ha Perdido la "Guerra Contra el Cáncer"

El presidente Nixon declaró la guerra contra el cáncer en 1971. Desde el enero de 2006, más de 30 años más tarde, más de 850 mil millones han sido para la investigación de cáncer sola. Este no incluye tratamientos de cáncer, hospitales de cáncer, quimioterapia, medicinas de cáncer, etc. ¿Qué ha sido echado? El mismo fallado, corte, se quema y terapia de veneno, conocida el más comúnmente como biopsias, mastectomía, cirugías de retiro de tumor, quimioterapia y radiación. Estos procedimientos están basados en conclusiones científicas inexactas de la teoría de germen. La sociedad y los Cristianos son programados para creer que la Medicina Alopática es su única esperanza para la supervivencia, y que cada otra metodología de curación es el inferior. Recuerde que el objetivo no es la vida, pero la calidad de ello y el más importantemente, vida eterna. No haga ningún error. La Industria de Cáncer es una Fraternidad Global bien establecida de Medicina y Compañías Farmacéuticas, Instalaciones de Investigación, Hospitales, Universidades, Proveedores, Aseguradores, e ir no olvidan el FDA, AMA, ACS, ADA, NCI, el NIH y otras instituciones de alfabeto relacionadas. Todos ellos se alimenta del 1.4 billón de artesa/porción de asistencia médica de la economía de los EE.UU., y ellos tienen la intención de guardarlo aquel camino.

Y ellos van a a menos que los Cristianos tiren la oscuridad y la superstición y entren en la luz maravillosa de Dios y acepten Su voluntad acerca de la enfermedad y elijan Sus remedios naturales, y no se atemoricen e infundan pánico cuando afrontado con el sueño de muerte. Ver libros; "The Cancer Industry" y "Questioning Chemotherapy" 2da Edición 10/2000 ambos por Ralph W. Moss, PhD. También "Racketeering in Medicine" por James P. Carter, MD, Dr.PH. Aquí está la verdadera educación para cada uno que está interesado en el Cáncer y SIDA.

Los voluntarios locales dedicados trabajan mucho para el cáncer anual conducen y no son miembros de la fraternidad Global. Deben admirarlos para el objetivo y la compasión de su objetivo; ayudar a la gente y salvar vidas. Doctor Sam Chachoua era un investigador conducido que fue fuera de los límites de Sociedad de Cáncer americana e Instituto de Cáncer Nacional (ACS/NCI) el protocolo para descubrir un nuevo campo de la medicina, que Cedars-Sinai/UCLA una vez describió como "un Nuevo Mundo Emocionante de la Oportunidad Terapéutica." Era antes de que los Cedros y UCLA encendieran a doctor Sam para declararlo, entre otras cosas, un charlatán. ¿Cuál es la motivación para todo esto? Esto aparece Sinaí de cedro, UCLA y los otros de la Industria de Cáncer quieren que doctor Sam y el proceso se marche o sea olvidados. Entonces use sus 36 vacunas y culturas para entrar en la Iniciativa de Vacuna de SIDA Internacional (IAVI).

La Industria de Cáncer ha acumulado la gran riqueza, el poder y la influencia con las agencias del Gobierno y aquella parte de los Medios Nacionales que apoya sus deseos. Ahora podemos ver lo que muchos durante los años han sospechado y la historia puede registrar ahora: "cada uno debería saber que la mayor parte de investigación de cáncer es en gran parte un fraude y las organizaciones de investigación de cáncer principales son abandonadas en sus deberes a la gente que los apoya." - Linus Pauling, PhD, la única persona alguna vez para ganar 2 Premios Nobel de solo. Para una copia del artículo completo escrito por Peter Kneaskern de París, TN, por favor póngase en contacto con la Curación Original.

Un Experto Nacional del Cáncer Habla

"Mi evaluación total es que el programa de cáncer nacional debe ser juzgado un fracaso calificado" doctor John Bailer, que gastó 20 años del personal del Instituto de Cáncer Nacional estadounidense y era el redactor de su diario. Pienso que este lo calificaría como un experto y no "un graznido".

"Las estadísticas de supervivencia de cinco años de la Sociedad de Cáncer americana engañan. Ellos ahora cuentan cosas que no son el cáncer, y, porque somos capaces de diagnosticar en una etapa más temprana de la enfermedad, los pacientes falsamente parecen vivir más largos.

Nuestra investigación de cáncer entera en los 20 años pasados ha sido un fracaso total. Más personas que tienen 30 años y adelante mueren del cáncer que alguna vez antes de que ... Más mujeres con enfermedades suaves o benignas estén siendo incluidos en la estadística y relatados como "curado". Cuando los funcionarios del gobierno señalan a figuras de supervivencia y dicen que ellos ganan la guerra contra el cáncer ellos usan aquellos precios de supervivencia incorrectamente." Doctor John Bailer, que gastó 20 años del personal del Instituto de Cáncer Nacional estadounidense y era el redactor de su diario.

"El Instituto de Cáncer Nacional y la Sociedad de Cáncer americana engañan y el público y congreso por reclamaciones falsas repetidas que ganamos la guerra contra el cáncer." Samuel Epstein, Dr. en Medicina.

"Cada uno debería saber que 'la Guerra contra el Cáncer' es en gran parte un fraude, y que el Instituto de Cáncer Nacional y la Sociedad de Cáncer americana son abandonados en sus deberes a la gente que los apoya." Linus Pauling, Doctor en Filosofía Ganador de Premio Noble.

"El tratamiento de cáncer y enfermedades degenerativas es un escándalo nacional. Más pronto usted aprende este, en mejor posición usted estará." Allen Greenberg, Dr. en Medicina.

Durante décadas, la gente americana ha recibido solamente mentiras acerca de la guerra contra el cáncer, y el único modo que sabemos que hemos sido mentidos, es por las declaraciones de las personas que trabajan para o en la industria de cáncer. Lea las declaraciones contrarias entonces se deciden a quién usted cree.

"Esto es (basura)." Doctor James Watson, cuando preguntado sobre el Programa 1975 de Cáncer Nacional.

"El público americano está siendo vendido una "vianda" repugnante de bienes." Doctor James Watson, Ganador de Premio Nobel, sirviendo en el Cáncer Nacional 1975 de Bordo Consultivo.

"Los próximos pocos años verán la aparición de un arsenal de nuevas medicinas." Lucien Israel, 1978 de Conquering Cancer.

"... aproximadamente 35 años del esfuerzo intenso enfocado en el tratamiento que mejora debe ser juzgado como un fracaso calificado." John C. Bailar, Dr. en Medicina el Nuevo Diario de Inglaterra de 1986 de Medicina.

"Las muertes de cáncer pueden ser cortadas a medios por el año 2000." Peter Greenwald, Dr. en Medicina 1989 de Instituto de Cáncer Nacional.

"Para la mayor parte de cánceres comunes sólidos de hoy, estos que causa el 90 % de las muertes de cáncer cada año, la quimioterapia nunca ha resultado servir en absoluto." Urich Abel, Dr. en Medicina. Universidad de 1990 de Heidelberg.

"Los índices de mortalidad totales de muchos cánceres comunes permanecen tercamente - o aún más alto - que cuando la guerra comenzó." E. Marshall, Dr. en Medicina. 1991 de ciencia.

"Pruebas han periodificado constantemente esto [la terapia de cáncer] es esencialmente un fracaso." N.J. Templo, Dr. en Medicina. Diario de la Sociedad Real de 1991 de Medicina.

*"Le hemos dado nuestro mejor esfuerzo durante décadas: Mil millones de dólares en el apoyo, el mejor talento científico disponible, esto no ha dado resultado."*John C. Bailar, Dr. en Medicina 1997 de Universidad de Harvard.

"... el porcentaje de americanos que mueren del cáncer es sobre el mismo [ahora] como en 1970 ... [y hasta] en 1950 ..." Fortune Magizine-2004.

"... supervivencia a largo plazo para el cáncer de avance ha desplazado apenas desde el 1970." Fortune Magizine-2004.

"Las ganancias de supervivencia para las formas comunes del cáncer son medidas en meses adicionales de vida, no años ... "Fortune Magizine-2004.

"Vamos a lamer el cáncer hacia 2015." Miembro del Congreso Benjamin Cardin-2006.

"La cirugía, la terapia de radiación, quimioterapia ... rara vez produce una cura." Sociedad de Cáncer americana: Hechos de Cáncer y 2007 de Figuras.

Los pacientes no tratados viven más largos que pacientes tratados, Journal of the American Medical Association (JAMA), 1992, 257, p. 2191; Lancet, 1991, August, p. 901; New England Journal of Medicine (NEJM), 1986, May 27, p. 967; NEJM, 1984, March, p. 737; Cancer, 1981, 47, p. 27; JAMA, 1979, February 2, p. 489; A Report on Cancer, 1969, Hardin Jones.

"La Campaña de Buenas Nuevas" de la Sociedad Americana del Cáncer
"Por regla general, las noticias buenas vienen como un anuncio que el precio de supervivencia de cinco años por su parte u otra forma del cáncer ha aumentado." Scientific America-June, 1987.
Centro para Control de Enfermedad (CDC): Más personas con sobrevivencia de cáncer. El número de sobrevivientes del cáncer...ha más que tripulado...por que del progreso en el descubrimiento y tratamiento...los pacientes diagnosticados entre 1995 y 2000 tiene la posibilidad aproximadamente del 64 % de sobrevivir cinco años, comparado con una sacudida de moneda de precio-a del 50 % hace tres décadas ... el número del sobrevivientes del cáncer...aumentó de 3 millones en 1971 a 9.8 millones en 2001 ... AP el 25 de junio de 2004.

¿Son realmente tan Buenas las "Buenas Nuevas"?
Descripción general: La contribución de la quimioterapia citotóxica de supervivencia de 5 años de malignidades en los adultos.

Tipo del Cáncer	supervivencia de 5 Años (en Porcentanje)
➢ Renal	00.0
➢ Melanoma	00.0
➢ Mieloma múltiple	00.0
➢ Páncreas	00.0
➢ Próstata	00.0
➢ Sarcoma De Tejido Blando	00.0

Creando las "Buenas Nuevas" de las Malas

La definición tradicional de "cura" es la "eliminación de la enfermedad." En el caso del cáncer, una persona se cura si se sigue respirando en cinco años. Un cáncer "cura" no significa que la enfermedad haya sido curada. Si usted todavía tiene el SIDA, enfermedades del corazón, diabetes, etc. , ningún médico le dará a conocer como "curado." Por lo tanto, ¿por qué estamos los estadounidenses ingenuos/personas que permite el cáncer industria a dar una falsa definición de cáncer?

Detección Temprana...

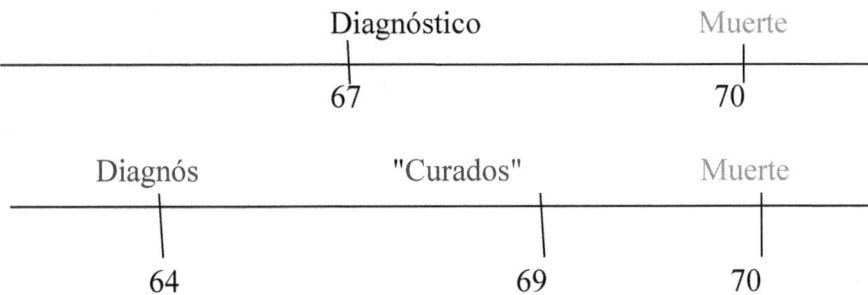

Si dos personas es el diagnóstico de cáncer, uno a la edad de 64 y la otra a 67 años de edad y ambos mueren a la edad el setenta, el uno diagnosticado a la edad de 64 se considera curado, a pesar de que murió de cáncer a los 70 años de edad.

Cómo engañar a la mayoría de la gente la mayoría del tiempo: Absoluta versos beneficio relativo

Echemos un vistazo a una hipotética:

Si usted toma 100 personas en un estudio experimental, que se puede esperar dos a contraer el cáncer. Sin embargo, si sólo una persona tiene cáncer, esto se considera un 50% de descuento. Dos se espera tener un cáncer, pero sólo uno se daba cuenta que el cáncer es un beneficio relativo del 50 %. Sin embargo, recordar a dos personas de cada 100 se espera a contraer el cáncer pero sólo uno. Una persona de cada 100 tiene cáncer que es un beneficio absoluto de un 1 %. Siempre que quiera pedir a su médico la [beneficio absoluto]. Sin embargo,

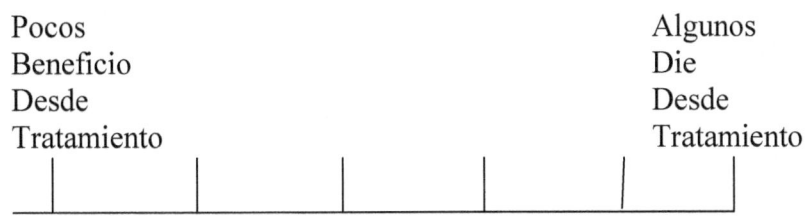

Todos sufren de los efectos secundarios de los tratamientos

Resultados del mundo real:
Cáncer del Pulmón supervivencia: las drogas una mayor supervivencia en un 2,3 % (beneficio relativo). Realidad: La supervivencia aumentó de 10,2 a 12 meses. 5 Meses. El beneficio absoluto es sólo 2,3 meses. Así como 5 por ciento se espera que mueren por el tratamiento, es el de "dentro de límites aceptados".

Ahora veamos un ejemplo de la vida real se encuentra en el periódico *USA Today*, en la sección de comportamiento y salud. El título del artículo se llama, el estudio: cáncer del hígado se encuentra sin precedentes
Chicago Prensa Asociada (AP) - Por primera vez, los médicos dicen que han encontrado una píldora aumenta la supervivencia de las personas con cáncer de hígado, muy difíciles de superar diagnostica la enfermedad en más de medio millón de personas anualmente en el mundo... El *Sorafenib*, una píldora que ceros en las células de cáncer maligno y corta el suministro de sangre alimentando al tumor, se encontró a aumentar las probabilidades de supervivencia de más de un 44% o más de tres meses. UN beneficio relativo del 44 %.

Siempre pregunte por beneficios absolutos. De cada 100 personas ¿cuántos se beneficiará? ¿Cuál es el beneficio absoluto en días o meses?
Recuerde: *los pacientes viven más tiempo que los pacientes tratados*, *Journal of the American Medical Association* (JAMA), 1992, 257, pág. 2191; *Lancet*, 1991, agosto, pág. 901; *New England Journal of Medicine* (NEJM), 1986, 27 de mayo, pág. 967; NEJM, 1984, Marzo, p. 737; Cáncer, 1981, 47, pág. 27; JAMA, 1979, 2 de febrero, 489; un informe sobre el Cáncer, 1969, Hardin Jones.

"La mayoría de los pacientes con cáncer viven más y mejor si se deja sin tratamiento ortodoxo." Francisco Contreras, M. D.

"Tenemos una industria de millones de millones de dólares que está matando a la gente, a la derecha y a la izquierda, justo para obtener una ganancia financiera." Glenn Werner, M. D.
"La quimioterapia es una oportunidad maravillosa de la extendida falacia. Mucho dinero hay que..." George Lundberg, M. D. editor de la revista *Journal of the American Medical Association.*

"Embotellado muerte" Vicepresidente Hubert Humphrey describiendo la quimioterapia antes de morir de cáncer de la vejiga.

"... Se estima que entre 4.000 y 9.000 mujeres murieron no con el cáncer, pero con el tratamiento." Revista *Discover* exposición en trasplante de médula ósea cirugía.

"Recuerde que hay cosas peores que la muerte. Uno de ellos es la quimioterapia." Charles Higgins, M. D. Ganador del Premio Nobel.

Dilema de la medicina es que sus propias conclusiones socavar su principio básico. Si el cuerpo de la acción está "sujeto a las leyes físicas y químicas", medicina todavía no ha encontrado, como demuestra la facilidad con la que el cuerpo se resiste a la quimioterapia y otros medicamentos. Si el cuerpo de la acción de "no es lo suficientemente fuerte como para resistir los embates de la enfermedad," medicina ha encontrado nada más fuerte, como se ha visto por la facilidad con la que las bacterias resistentes a los antibióticos.

Creer en la supremacía del cuerpo adaptable de poderes ya no es "acientífico", como se muestra en esta cita de Los escépticos *The Inquirer*, un diario publicado por Carl Sagan: " *ciencia moderna nos ha enseñado que el cuerpo humano , en la medida en que se esté curado, **tiende a curarse**. El cuerpo es su propia más grande protector: el sistema inmunológico, que produce anticuerpos para combatir antígenos, cuentas de recuperación casi todos por las enfermedades... Nada puede salvar al paciente si el sistema interno (Interior Terreno teoría por Claude Bernard) se descompone... Esto no es para menospreciar medicina; sus descubrimientos son prodigiosos y su contribución a la mejora de la salud saludable, pero el éxito de la medicina moderna depende de la comprensión de cómo el cuerpo sano protege a sí mismo."* Los escépticos *The Inquirer*, un diario publicado por Carl Sagan.

*"Las drogas no son responsables de la curación puede seguir "*White, Ellen G., Vida Sana, pág. 224.

"No hay duda de que todas estas [médicos], en su búsqueda de popularidad a través de alguna novedad, no dudes en comprar con nuestras vidas… Por lo tanto, ese sombrío inscripción de monumentos: "es la multitud de médicos que me mata' ." Pilney, Historia de la medicina, p. 28.

¿Por qué es Fraudulenta la Investigación del Cáncer?
Debido a que el cáncer es científicamente clasificados como "un trastorno metabólico crónico" igual que la diabetes, el escorbuto y las enfermedades del corazón, lo que significa que no mejoran por su propia. También, que se realiza en el interior del cuerpo y no externamente por un virus, una bacteria o germen, normalmente. No ha habido nunca y nunca lo será en la historia

de la investigación médica un químico para "curar" la "trastorno metabólico crónico". Productos químicos sólo puede trabajar en el síntoma de la enfermedad, no eliminar la enfermedad en sí. Por lo tanto, a pesar de cientos de miles de millones de dólares que se gastan para "investigación", no habrá nunca un producto químico "cura" para el cáncer. El "cáncer" y la American Medical establecimiento conoce estos hechos completamente bien. Es necesario mantener esta información a partir de "Nosotros, los estadounidenses ingenuos/" que desesperadamente necesitan esta información para lograr el cambio. Crónica, trastornos metabólicos, tales como el cáncer y el escorbuto, se debe simplemente a una vitamina y/o deficiencias de minerales en el cuerpo. Tengo la intención de examinar el Dr. Schimke y hallazgos de otras investigaciones que demuestran la quimio es resistencia y que provoca el cáncer.

Por favor, tenga en cuenta que 'Investigación del Cáncer y 'Tratamiento' es un gran negocio. En términos de Producto Interno Bruto (PIB), el cáncer es la segunda sólo los gastos de la Industria Petroquímica. Más de 1/3 de puestos de trabajo estadounidenses pueden atribuirse a la "gallina de los" para el cáncer. Con los otros 2/3 vinculada económicamente a la industria petroquímica. Sin estas dos industrias, la tendría que desarrollar otras formas de bienes y servicios para compensar la diferencia. Yo, personalmente, creo que como nación, tenemos el ingenio para desarrollar productos que beneficia a la humanidad y no a las ganancias a unos pocos de diabólico, planificado, muerte y miseria. Sin embargo, ambas industrias son propiedad y monopolizado por unos pocos y selectos cada una de las familias.

Asesino Número Uno: El $ 85-millones Industria farmacéutica:
Según un reciente informe de la "Commonwealth Fund", sistema de salud en los Estados Unidos no está a la altura de lo que está disponible en otros países desarrollados. Después de la medición 37 áreas de la calidad, el estudio encontró que los EE.UU. logró sólo en el 66o percentil. Aunque los EE.UU. el que más invierte en salud de todos los países estudiados, a menudo a Islandia, Francia, Japón, Italia, Suecia, y varios otros. Lo que es más, la atención de salud varía considerablemente de un estado a otro y de hospital en hospital. Muchos profesionales de la medicina convencional a diferencia continuar los beneficios para la salud de suplementos nutricionales, afirmando que en la naturaleza cura son "poco científica" y potencialmente peligroso." por lo general dejar de mencionar que las reacciones adversas de medicamentos de venta con receta matan a más de 100.000 estadounidenses cada año, de acuerdo con Stephen fritos amargas píldoras del libro: Dentro del peligroso mundo de las drogas legales (Bantam Books, 1998).

Freír el libro informa que las drogas efectos secundarios son la principal causa de muerte en los Estados Unidos. A mí, que ponen en tela de juicio un sospechoso lealtad entre la Asociación Médica Americana (AMA) y el $ 85-millones industria farmacéutica.

Muro de silencio: La historia inédita de los errores médicos que matan a millones de estadounidenses por Rosemary Gibson y Janardan. Muro de silencio toma los lectores detrás de las escenas para exponer las historias de negligencia médica, negligencia y descuido de trastornar la parte del personal de atención de la salud a través de los Estados Unidos. Gibson pone los nombres y rostros de los pacientes que sufren y mueren cada día a causa de ineptitud, de mala calidad y falta de gestión en un sistema que es muy rotas. Los médicos y las enfermeras también ofrecen testimonios de primera mano acerca de lo que pasa detrás de las cortinas, en el que se describen los errores que ocurren.

Iatrogénica i·a·tro·gé·ni·ca adj.
1.   Causado por el doctor: describe un síntoma o enfermedad provocada accidentalmente por algo que un médico hace o dice.

La palabra iatrogenia en terminología médica significa "algo un médico o una enfermera en realidad causados a suceder." 26 de julio de 2000, la American Medical Association publicó la siguiente información alarmante.

En los Estados Unidos:
➢ Hay aproximadamente 12.000 muertes al año de cirugías innecesarias.
➢ Hay aproximadamente 7.000 muertes al año de los errores de medicación en los hospitales.
➢ Hay aproximadamente 20.000 muertes por año a partir de diversos errores en los hospitales.
➢ Hay aproximadamente 80.000 muertes al año de estafilococo y otras diversas infecciones en los hospitales.
➢ Por último, hay aproximadamente 106.000 muertes al año de no relacionada con errores reacción adversa a medicamentos.
➢ Que es un asombroso 225.000 muertes por año en hospitales de los Estados Unidos de iatrogénica (médico) causa!
➢ Iatrogénica que hace la tercera causa principal de muerte en los Estados Unidos, en segundo lugar solamente a enfermedad del corazón y de los vasos sanguíneos y el cáncer.

[El Diario de American Medical Association, 26 de julio de 2000, 284 (4) :483-5]. Lo que es absolutamente asombroso es la tasa a la cual estos número se han incrementado y ningún consumidor grupo, radio o televisión para hablar, o medicina alternativa organización han dado la voz de alarma al pueblo estadounidense.

En 2003, un grupo de médicos y los investigadores calcularon que el tratamiento médico es en realidad la principal causa de muerte en los Estados Unidos. Echemos un vistazo a esos números.

Condición	Muertes por Año	Autor(es)
Acción adversa a drogas	106.000	Lazaron & Suh
Error médico	98.000	OIM
Úlceras por decúbito	115.000	Xakellis& Barczak
Infecciones	88.000	Weinstein MMWR
La malnutrición	108.800	Alianza de enfermeras
Pacientes Ambulatorios	199.000	Stanfield & otros
Los procedimientos innecesarios	37.136	HCUP
Surgery-Related	32.000	AHRQ
Total...	**783.936**	

Podríamos tener una mayor tasa de mortalidad mediante el Dr. Lucien Leape 1997 de drogas médicas y tasa de error de 3 millones de euros. (14) Multiplicada por la tasa de mortalidad de 14 por ciento Leape utilizados en 1994 (16) llegamos a una tasa de mortalidad anual de 420.000 de errores por medicamentos y errores médicos. Si hemos colocado este número en lugar de 106.000 Lazorou de errores por medicamentos y el Instituto de Medicina (IOM) 98.000 errores médicos, podríamos agregar otro 216.000 muertes con un total de 999.936 muertes al año.

ADR/med error	420.000	Leape 1977[14]
Total	999.936	

Los Anuales Eventos Médicos Innecesarios

La enumeración de los eventos médicos innecesarios es muy importante en nuestro análisis. Cualquier procedimiento médico que es un procedimiento invasivo y no es necesario debe ser considerado como parte de la mayor imagen iatrogénica. Por desgracia, causa y efecto ir sin supervisión. Las cifras de los eventos innecesarios representa a las personas ("pacientes"), que son lanzados a un peligroso sistema de salud. Son víctimas indefensas. Cada una de estas 16,4 millones de vidas se ve afectada de una manera que podría tener una consecuencia fatal. Simplemente entrar en un hospital podría dar lugar a los siguientes (de un total de 16,4 millones de personas):

- 2.1 Por ciento de probabilidad de una grave reacción adversa a un medicamento (186.000) (1)

- 5 Por ciento a 6 por ciento de probabilidad de la adquisición nosocomial [hospital] infección (489.500) (9)

- 4 Por ciento al 36 por ciento de posibilidades de tener una herida iatrogénica en el hospital (error médico y las reacciones adversas a los fármacos) (1,78 millones) (16)

- 17 Por ciento de posibilidad de un error de procedimiento (1,3 millones) (40)

Todas las estadísticas mencionadas representan un tiempo de un año. Imagine los números en un periodo de 10 años. Trabajando con las cifras más conservadoras de nuestras estadísticas, proyecto los siguientes 10 años las tasas de mortalidad.

Intervención Medical

Índices de Muerte Proyectados a los 10 Años	
Condición	Muertes a los 10 Años
Reacción adversa a los Medicamentos	1,06 million
Error Medical	0,98 million
Úlceras de decúbito	1,15 million
Infecciones Nosocomiales	0,88 million
Mala nutrición	1,09 million
Clínicas de Consultas Externas	,99 million
Procedimientos Innecesarios	371.360
Relacionados a Cirujia	320.000
TOTAL	7.841.360 (7,8 millónes)

Nuestra estadística proyectada de 7,8 millones de muertes iatrogénicas es más que la de todas las víctimas de las guerras que los EE.UU han luchado en su entera historia.

Son también dramáticas nuestras figuras predichas para eventos innecesarios medicales ocurriendo durante un período de 10 años.

Estadísticas Proyectadas Durante 10 Años

Eventos innecesarios	Número a los 10 años	Eventos Yatrogénicos
Hospitalización	89 millón	17 millón
Procedimientos	75 millón	13 millón
TOTAL	**164 millón**	**30 millón**

Estas figuras proyectadas muestran que un total de 164 millón, aproximadamente 56 por ciento de la población de los EE.UU, han sido tratada innecesariamente por la industria medical – en otras palabras, casi 50.000 personas diariamente.

http://www.ourcivilisation.com/medicine/usamed/deaths.htm.

Domingo, Marzo 29, 2009

La Muerte Iatrogénica Constituye Parte de los Diez Principales Causas de Muerte en los EE.UU

1. Enfermedad cardíaca
2. La Muerte iatrogénica
3. El Cáncer
4. La apoplejía
5. EPOC (Enfermedad Pulmonar Obstructiva Crónica)
6. Los Accidentes
7. El Diabetes
8. Enfermedad de Alzheimer
9. La neumonía
10. Enfermedad de los riñones

www.thehappyhospitalist.blogspot.com/2009/.../iatrogenic-**death-spiral**.htm...

Trágicamente, la gente americana ha tragado la filosofía del sistema, al punto que creen que la salud y la vida puede ser perpetuados por tragando una pastilla pequeña, la cual es carente de la misma vida.

Historia de Documentos Medicamentos desprecio de la Vida Humana

En opinión de la gente común, los médicos pasaron gran parte de su tiempo teorizando y discutiendo entre ellos mismos, a veces matando a sus pacientes con promesas de curas y, a la misma vez, solicitando el pago de sus parientes. Mala imagen de la medicina se ha reflejado en la literatura, por ejemplo, el historiador Plinio escribió: "No hay duda de que todas estas [médicos], en su búsqueda de popularidad por medio de alguna novedad, no dudes en comprar con nuestras vidas... Por lo tanto, demasiado ese sombrío inscripción de monumentos: *"era la multitud de médicos que me mata"*."

"Multitudes de médicos y las multitudes de las drogas han maldecido los habitantes de la Tierra y han realizado miles y decenas de miles de sepulcros inoportuno" White, Ellen G, *Spiritual Gifts*, 4to Tomo, 1864, página 133.

Antibióticos: El fin de medicamentos milagrosos?

El 28 de marzo de 1994, la revista Newsweek sobre título en su portada. Hoy, unos tres millones de personas al año son admitidos en los hospitales con difícil de tratar las infecciones resistentes, y otros dos millones (el 5% de los pacientes de los hospitales) se infecta durante visitas a hospitales para los procedimientos médicos de rutina. Más y más de los pacientes están sucumbiendo ante las enfermedades como la virulencia y la resistencia de las bacterias.

De hecho, el patólogo y el autor, Marc Lapp'e de la Universidad de Medicina en Illinois, observa: "por estimaciones conservadoras, estas infecciones son responsables de por lo menos cien mil muertes al año, y el número está aumentando".

El número de víctimas aumenta porque el número de personas muertas por bacterias resistentes está aumentando, especialmente en lugares donde los malos tratos, la joven o viejo, o los pobres se reúnen, como refugios para personas sin hogar, en los hospitales, en los centros de las ciudades, en las cárceles y centros de cuidado infantil. Quizás el más conocido y más queridos víctimas hasta la fecha es la de Jim Henson, el creador de Kermit la rana, que murió en 1990. Enfrentando las enormes avances que las bacterias resistentes son decisiones, autoridad mundialmente reconocida en resistencia a las bacterias, el Dr. Stuart Levy, comenta, "Esta situación plantea la enorme posibilidad de que llegará un momento cuando los antibióticos como un modo de terapia será sólo un hecho de interés histórico." Las drogas no resuelve el problema de la segunda Ley de termodinámica, de modo que, en lugar de antibióticos, ganar el microbio, se gana, y confiamos en que nuestra vida a este sistema?

Lapp'e es más directo al punto, "el período, una vez llamado eufemísticamente la edad de medicamentos milagrosos está muerto." La Humanidad ahora se enfrenta a la amenaza de las enfermedades epidémicas más potente y menos tratable que nunca antes conocida. Hemos dejado que el derroche de los antibióticos la evolución de reformar el mundo microbiano y arrebatar la esperanza de la gestión segura de nosotros... resistencia a los antibióticos se ha extendido a muchas diferentes, y esa imprevista tipos de bacterias, que la única justa apreciación es que hemos logrado en la alteración del equilibrio de la naturaleza. Marc Lapp'e, PH.D., autor de 'When Antibiotics Fail'1999, pág. 2, 3.

Ahora muchas personas se están preguntando cómo esto podría haber sucedido. Hace sólo unos pocos años, el panorama parecía definitivamente diferente. A finales de los '50 y principios de los '60, Leroy Burney, Cirujano General de los Estados Unidos, y David Cox, Presidente de la Asociación Médica Kentucky, a los que se sumaron muchos otros médicos en los países industrializados en declarar que la era de los antibióticos, conjuntamente anunciar el final de todos los tiempos enfermedad epidémica.

Esta declaración de 1962 de un eminente Premio Nobel , el médico australiano Sir F. Macfarlane Burnet, es un ejemplo típico. A fines del siglo xx, comentó, se verá la "eliminación virtual de las enfermedades infecciosas como un factor importante en la vida social." Un estudio y publicación de investigación de enfermedades infecciosas, continuó diciendo, "es casi para escribir de algo que ha pasado a la historia." Cirujano General William Stewart, testificó ante el Congreso que "ya es hora de cerrar el libro sobre las enfermedades infecciosas." no se puede ser más malo.

Aunque la penicilina fue descubierta en 1928, sólo durante la Segunda Guerra Mundial fue desarrollado comercialmente, y no es hasta después de la guerra hizo su uso se conviertan en rutina. Estos son días memorables. Parece que la ciencia podía hacer cualquier cosa. Nuevos antibióticos se descubren día a día y el arsenal de medicamentos parecía abrumador. En la euforia del momento, no se han atendido las pocas las voces que plantean preocupaciones. Entre ellos, irónicamente fue Alexander Fleming, descubridor de la penicilina.

El Dr. Fleming observó tan temprano como 1929, en el *British Journal of Experimental Pathology*, que numerosas bacterias resistentes a la droga que había descubierto. En 1945, advirtió en una entrevista al *New York Times* que el uso inapropiado de la penicilina, inevitablemente, al desarrollo de bacterias resistentes. Las observaciones del Dr. Fleming fueron demasiado verdadera. En el momento de la entrevista, apenas un 14 por ciento de las bacterias *Staphylococcus aureus* fueron resistentes a la penicilina. En 1950, en un increíble 59 por ciento fueron resistentes, y en 1995, la cifra ha aumentado a 95 por ciento. Limitada inicialmente a los pacientes de los hospitales (el principal caldo de cultivo de estas bacterias), las cepas son ahora comunes en toda la población mundial.

Aunque hay muchos factores que influyen en el crecimiento de las bacterias resistentes, los más importantes son ecológicos.

A lo largo de la historia de este planeta, nuestra especie ha vivido en un equilibrio ecológico con muchas otras formas de vida, incluyendo las bacterias. Las enfermedades epidémicas no flash a través de la población humana de vez en cuando, por lo general en respuesta a la superpoblación o locales las condiciones antihigiénicas. Pero las epidemias de enfermedades como la peste bubónica que diezmó Europa fueron relativamente poco comunes. Al final de la Segunda Guerra Mundial, esta relación no fue alterado de manera significativa cuando los antibióticos se han introducido.

Por primera vez en la historia humana, el mundo microbiano fue intencionalmente se vean afectados en gran escala. En la euforia del descubrimiento, una antigua arrogancia humana levantado una vez más su cabeza cuando la ciencia declara la guerra a las bacterias. Y como todas las guerras, en este caso es probable que cause la muerte de miles, si no millones, de inocentes no combatientes. Marc Lapp'e, PH.D. , autor de "*When Antibiotics Fail*" 1999, pág. 3, 4.

Las bacterias en la carne de cerdo que muestran resistencia a los antibióticos
Por THOMAS M. BURTON
16 De junio de 2008; Página B6, WSJ
Los científicos están comenzando a detectar las bacterias resistentes a los antibióticos en la carne de cerdo, cerdos y algunos veterinarios, lo que plantea el problema de si los así llamados "super-microbios" que encuentre un nuevo camino para infectar los trabajadores agrícolas o incluso las personas que comen carne de cerdo. Universidad de Minnesota veterinaria de salud pública informó el pasado mes los investigadores encontraron que los insectos resistentes a los antibióticos en el 7,1 % de 113 cerdos los veterinarios investigaron. Los médicos de salud pública de la Universidad de Iowa encontraron el mismo cepas bacterianas entre 147 de 299 cerdos probado con exudados nasales. Quizá lo más preocupante, el colegio de veterinario de Ontario investigador Scott Weese también detectó estas bacterias en el 10% de 212 muestras de suelo y de cerdo chuletas de cerdo en cuatro provincias canadienses. Estas cepas resistentes a los antibióticos de los errores tienen hasta la fecha no se ha demostrado que los pacientes morirán, por lo menos no en Norteamérica . Tres pacientes en Escocia se comprobó que la misma cepa bacteriana, y se han registrado graves infecciones en los Países Bajos relacionados con estas cepas. Ya que contamos con aproximadamente 18.650 muertes al año en los EE.UU. se estima que es causada por una variedad de bacterias resistentes a los antibióticos, los investigadores han alentado a Estados Unidos y las autoridades canadienses a prestar atención a los resultados . "Es potencialmente pertinentes a la población humana," dijo el Dr. Weese. "La pregunta es si puede causar problemas entre los seres humanos ." advierte que este tipo de errores en la carne y los cerdos "no son una fuente importante de enfermedad en este momento."

En un artículo de la revista el pasado año, los médicos de los Centros de Control y Prevención de Enfermedades se estima que existen 94.360

infecciones en uno de los últimos años en los EE.UU. de ciertas cepas de bacterias resistentes a los antibióticos. La mayoría de ellos estaban en los pacientes que habían sido hospitalizados o en cuidados a largo plazo, tales como hogares de ancianos, pero también hubo graves infecciones entre las personas con tales historias. A menudo, los casos fueron las infecciones de la piel, pero otros son casi intratables neumonía o infecciones de la sangre.

La preocupación por los "super-microbios" en los cerdos tiene lugar en un contexto en el que el Congreso está cuestionando si la administración de Bush está haciendo lo suficiente sobre enfermedades transmitidas por los alimentos. Estos incluyen los recientes casos de *salmonela* vinculada a enfermedades relacionadas con tomates frescos, así como de otros brotes de *E. coli* infecciones bacterianas de carne molida. El Departamento de Agricultura reconoce que no es prueba de la resistencia a los antibióticos los errores, oficialmente llamada MRSA, que se distingue de *Staphylococcus aureus* resistentes a la *meticilina*.

Esto es comprensible, en opinión de Lyle Vogel, asistente vice presidente ejecutivo de la American Veterinary Medical Association (Asociación Medical Americana de Veterinarios) . "Esto es algo que no podemos pasar por alto, pero es una cuestión de recursos", dice. Con respecto a infecciones de *E. coli* y *salmonella*, "no parece a la altura de la parte superior de la lista de prioridades." La Mesa Nacional de Puerco, un grupo comercial del sector, es la financiación de la investigación para evaluar la cantidad de interés que es para los trabajadores agrícolas o al público. Esto incluye la Universidad de Minnesota .

Finalmente, de 1 a 2 libras de nuestro peso corporal adulto serán los miles de millones de bacterias que viven en simbiosis en sano y en nuestros cuerpos. Muchas de estas bacterias producen nutrientes esenciales que no podríamos vivir sin él. (Amable y malas bacterias es la teoría Claude Bernard, luego Enderling atribuido a, y lo llama "Terreno interior." Esta teoría se opone a Louis Pasteur la teoría Germinal. Es un hecho interesante que nota en su lecho de muerte de Louis Pasteur supuestamente se retractó y dijo "Benard fue correcta, "el terreno es todo y el microbio no es nada". Aún más sorprendente, los investigadores están descubriendo que muchas de estas bacterias beneficiosas que lucha contra las bacterias más peligrosas para mantenernos sanos. Stephen Harrod Buhner, Herbal Antibiotics, páginas 4, 5, Storey Books, Pownal, Vermont.

La gran parte de la población en los Estados Unidos sabe de primera mano el trágico hecho de que la bacteria resistente son ganar la guerra, que ven cómo el amor se muere, o incluso que ellos mismos mueren de un enemigo enfermedad que se suponía iba a ser conquistado hace 50 años. Actualmente, más de 45 millones de estadounidenses no tienen cobertura de seguro de salud o de asegurado. Los estadounidenses gastan más de un billón de dólares anualmente en salud. Dentro de los próximos cinco años, aproximadamente 300 mil millones de dólares, cambio de convencional (alopática) medicina alternativa de asistencia sanitaria". Estes Park Institute 2000, Estes Park, Colorado.

Dios ha dejado muy en claro que los medicamentos con receta no se curan. De hecho, dice en la Apocalipsis 18:23. "Porque por tus hechicerías fueron engañadas todas las naciones." Recuerden... "reconociéndolo, si fuera posible, Satanás sería engañar a los elegidos." Mateo 24:24

Dios ha creado formas de curación Naturales:
El 7 de febrero de 1931, el congreso de ESTADOS UNIDOS aprobó la definición de Naturopatía sin ningún voto en contra. Hubo una gran oposición por 35 médicos presentes, por parte de la Junta de Comisionados de las artes curativas (alopáticos), y a los representantes especiales y los abogados de la Asociación Americana de Médicos alopáticos y otras fuerzas.

El Honorable Katherine G. Langley ha dicho lo siguiente: "Naturopatía no contempla los medicamentos y las intervenciones quirúrgicas, ni está en el ámbito de su ciencia. Por el contrario, ellos no utilizan ni de recetar medicamentos como parte de su tratamiento, ni abogado ni realizar operaciones quirúrgicas en los pacientes", véase el apéndice D.

Naturopatía simple significa "Naturalezas forma de curación condiciones

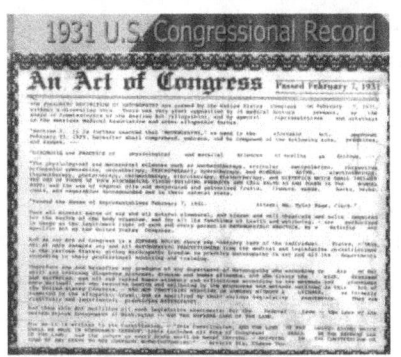

patológicas, Naturaleza-o-patía. Hay una diferencia fundamental entre los tradicionales naturopatía y medicina naturopática. Medicina Naturopática ha comprado en el modelo alopático y ahora, en Oregon, puede prescribir cuatro de los cinco fármacos psicotrópicos. Lo que no encaja en la definición de la Naturopatía como se define por el Congreso DE LOS ESTADOS UNIDOS, como se realiza la cirugía. En 2007, pasé los primeros cuatro meses el Parlamento de Oregon educación acerca de la diferencia entre las dos disciplinas de la naturopatía y no un único legislador había oído hablar del "tradicional" Naturopatía, que se correspondan con el Congreso de los EE.UU. la definición de la Naturopatía. Oregon tiene una ley contra discriminación "tradicionales" Naturopatía. Usted puede encontrar la ley en Oregon Medical Leyes, capítulo 685,020 (2), que dice: "Sólo los titulares en este capítulo podrán utilizar todos o alguno de los siguientes términos, de acuerdo con grados académicos obtenidos: "Doctor en naturopatía" o su abreviatura "N. D. "
"NATURÓPATA" (cuando el OBNE saber que hay otra organización de

la que se separaron), o "neurópata." Sin embargo, ninguno de estos términos, o cualquier combinación de ellos, se utilizarán de forma de transmitir la idea de que el <u>médico que utiliza prácticas otra cosa que no sea medicina naturopática.</u> Por lo tanto, es ilegal que un certificado médico naturista "tradicionales" para ejercer la profesión en Oregon. Así que cualquier persona que utiliza tradicional Naturopatía en Oregon pueden ser demandadas por el Oregon Junta de Naturopática porque los examinadores de la definición anterior, que está en conflicto directo con la definición del Congreso. En cuanto al tema de las licencias, el Congreso DE LOS ESTADOS UNIDOS ya ha declarado que la verdadera Naturopatía no es una amenaza para la sociedad, por lo tanto, no necesitan licencias. Naturopatía en verdad Ley de Salud Pública.

El verdadero problema de las prescripciones en materia de licencias es el control, el beneficio financiero y reemplazando a Dios como jefe de la salud en el trabajo. En el momento de escribir este artículo, sólo dieciséis estados de los Estados Unidos requieren naturópatas para poder obtener la licencia. Debido a que la lista de cambios, Haga una búsqueda en "Google" o "Bing" Estados con licencia naturopática. El problema de Medicina Naturopática es que, como la más reciente del N. D. pueden prescribir más y más medicamentos de venta con receta médica, debido a la codicia, el materialismo, el capitalismo, será una tentación simplemente a escuchar a los pacientes y a sus síntomas y escribir una receta.

La forma que tiene Dios de curación se basa en organismos higiene entonces la naturaleza responderá a los médicos de Dios de los diez leyes de la salud. Naturopatía en una profesión nació de Dios la metodología de restablecimiento de la salud, que no incluye el espiritismo o las prácticas paganas.

Profesionales naturopáticas cuya base es pagana o espiritualista han pervertido Dios original métodos de curación en las escrituras; los tres primeros capítulos del Génesis. La concesión de licencias de Medicina Naturopática. Los médicos no deben excluir legalmente restablecimiento de la Salud Los profesionales de la sociedad, cuyo principal objetivo es educar a sus clientes en materia de salud conservación y restablecimiento de la salud. Medicina naturopática es un híbrido y debido a la definición de la naturopática y la definición del Congreso de la naturopatía, Medicina naturopática deben estar legalmente a retirar la palabra Naturopatía por el nombre.

Un lugar para la medicina alopática y medicamentos recetados?

¿Hay lugar para la medicina alopática y los medicamentos de venta con receta? Yo respondo sí. Actualmente, la mayor parte de la evidencia científica sugiere que la medicina alopática es genial para las afecciones agudas. Por ejemplo, si tengo una infección aguda, debería tener acceso y atención de un M. D. Si tengo una reacción alérgica aguda con shock anafiláctico, necesito la protección y la intervención de un fármaco. Si usted necesita un salvavidas cirugía debido a un accidente o lesión, entonces la medicina alopática es la respuesta. Sin embargo, en el caso de las enfermedades crónicas tales como artritis, cáncer, enfermedades del corazón, diabetes, etc., para usar el enfoque médico convencional largo plazo siempre tienen el efecto de agravar la condición.

Capítulo Cuatro: Tres Espíritus Inmundos como Ranas: Apocalipsis 16:13,14.
Como se señaló en el capítulo dos, la Isla de Cos, es el lugar de nacimiento de Hipócrates. Ha desarrollado la tradición de la medicina hipocrática que se extiende desde Grecia a Egipto, a Persia en el oeste y luego a Italia en el oeste. El río Amarillo de China, el inicio de la medicina China y la tercera el Valle del Indo de la India, que es el asiento de Medicina Ayurveda. Algunos de los sistemas de creencias compartidas por estos tres sistemas se separan el alma, que fue el precursor de Esencia Vital, que pasó a ser conocida más tarde como las experiencias fuera del cuerpo. Elementos personales son las fuerzas de la naturaleza, que es panteísmo (creencia religiosa) de hoy en día; el colon como una ruta de la enfermedad; diagnóstico de la parte del todo, que es moderno enfoque diagnóstico de la medicina de hoy.

"Los oráculos paganos tienen su contrapartida en el médium espiritista, los videntes y adivinos de hoy. Las místicas voces que hablaron en Endor y Ecrón (de la Biblia) y aún por sus palabras de mentira engañan los hijos de los hombres. El príncipe de las tinieblas ha aparecido pero bajo una nueva apariencia..." *The Mainstreaming of New Age,* (*La incorporación de la Nueva Era*), Pacific Press Publishing Association, Manuel Vásquez,

Mientras que en el siglo 21, con nuestros intelectuales y los adelantos de la ciencia, hablan con desprecio de los magos de la antigüedad, el gran engañador risas en el triunfo que ceder a su arte en una forma diferente. Sus agentes todavía reclamación de curar la enfermedad. Que se le atribuyen el poder de la electricidad, el magnetismo, o los llamados "remedios simpática." En verdad, no son canales de Satanás de corrientes eléctricas. Por este medio se le arroja su hechizo sobre los cuerpos y las almas de los hombres. Shall We Consult Spiritualist Physicians, *Counsels on Health*, Pacific Press Publishing Association, Elena G. de White, página 454.

Medicina China: balance de la "Energía Universal" como dios
"Medicina China es el hijo de religión china", y en su esencia la misma creencia fundamental en la doble energía universal de chi y los cinco elementos. El concepto del yin y el yang es la base de toda medicina China.

Sirve para explicar la estructura orgánica, funciones fisiológicas y patológicas del cuerpo humano, y además las guías diagnóstico clínico y tratamiento. *The Mainstreaming of New Age* (*La incorporación de la Nueva Era*), Pacific Press Publishing Association, Manuel Vásquez, página 131.

"Quinesiología aplicada es una mezcla única de la antigua medicina china y quiropráctica americana que ponen a prueba la teoría los músculos de disfunción de órganos. No se debe confundir con kinesiología formal o estándar (biomecánica), una ciencia legítima, que es el estudio de los movimientos corporales y los músculos que controlan. Quinesiología aplicada kinesiología y conductuales funcionan con el mismo principio innato de desequilibrio energético de los órganos relacionados con el músculo a través de la apropiada la acupuntura meridianos." *The Mainstreaming of New Age* (*La incorporación de la Nueva Era*), Pacific Press Publishing Association, Manuel Vásquez, página 142.

"La homeopatía ,uno de los más "aparentemente inocentes" las formas de la Nueva Era medicina alternativa se basa en la "Ley de similares", "al igual que cura." La palabra en sí proviene de dos palabras griegas, *homoiois*, que significa "igual", y *pathos* significa "dolor" o "sufrimiento." La homeopatía, como la acupuntura, se basa en la teoría china de energía universal, el chi. La homeopatía remedios se preparan utilizando sustancias minerales, botánicos, zoológicos sustancias, así como de otras fuentes, debilitado por múltiples diluciones. El Dr. Vithoulkas Homeopatía estados "es claro que el fenómeno no puede ser explicado por mecanismos químicos ordinarios. Las diluciones son tan astronómicas que ni siquiera una molécula del medicamento original es izquierda!" *The Mainstreaming of New Age* (*La incorporación de la Nueva Era*), Pacific Press Publishing Association, Manuel Vásquez, página 155.

La homeopatía: uno de los más "aparentemente inocentes" las formas de la Nueva Era es la homeopatía medicina alternativa,

- Sobre la base de la "Ley de similares", que la "cura".
- La palabra en sí proviene de dos palabras griegas, *homoiois*, que significa "igual", y *pathos* significa "dolor" o "sufrimiento".
- La homeopatía, como la acupuntura, se basa en la teoría china de energía universal, el chi.
- La homeopatía remedios se preparan utilizando sustancias minerales, botánicos, zoológicos sustancias, así como de otras fuentes, debilitado por múltiples diluciones.
- El Dr. Vithoulkas Homeopatía estados "es claro que el fenómeno no puede ser explicado por mecanismos químicos ordinarios. Las diluciones

son tan astronómicas que ni siquiera una sola molécula del medicamento original es izquierda!"

- Samuel Hahnemann (1755-1843), un médico alemán. En 1910 publicó su "Organon de la Medicina", este es el manual para el médico homeópata como la Biblia es para el cristiano.

- Como un hombre joven, se unió a los masones libres, en realidad en el título de la página de su "Organon" aparece su lema "Sapere Aude", que significa "atrévete a ser sabio".

Es evidente que también explica su referencia a Jesucristo como un "arco-entusiasta".

En otras palabras, él no reconoce ser Dios o el Salvador.

- Citar Hahnemann, "el hombre del dolor que tuvo la oscuridad del mundo sobre sí mismo es un delito al amor etéreo de sabiduría" (éter significa: (arcaica) el quinto elemento y el más alto después de que el aire, el fuego, el agua y la tierra; se cree que la sustancia componer todos los astros celestes).

- Fue una clara profesos no-Cristiano.

- Atraído por las religiones orientales y un admirador de Confucio, indicando claramente la "fuerza vital" teorías.

- La pregunta es: si se trata de forma diluida es de incalculable valor, pero tiene algún efecto, lo que lo causa? Y si sus orígenes no son bíblicas, y adivina quién está detrás? -El diablo!!

- El falso es escondido convincentemente bajo el disfraz de "medicina natural" conocida como la homeopatía.

Las terapias de masajes: Digitopuntura, Shiatsu y reflexología

"Otra medicina tradicional china (MTC) método de curación utilizando el medio de los "accupoints" (puntas meridianas) es el masaje. En la India y en otros países de Oriente, el tacto es muy apreciado como un método de curación. A través del tacto, la energía vital se cree que se transmite de una persona a otra. Esta es la base de diversos tipos de terapia de masaje, shiatsu y reflexología. La Acupresión es chino, el shiatsu es japonés, y reflexología Occidental es una variedad de técnicas de equilibrio energético. Aunque las técnicas de masaje en las distintas terapias pueden variar, la idea de que el tratamiento manipula el flujo de la energía procede de la misma fuente."
The Mainstreaming of New Age (*La incorporación de la Nueva Era*), Pacific Press Publishing Association, Manuel Vásquez, página 138.

Masaje: En tanto en la parte occidental y medicina oriental, el masaje se ha utilizado durante mucho tiempo como un método de sanación natural.

- También es una de las mejores técnicas de relajación.

- En las escrituras, y de la imposición de manos es parte de la voluntad divina.

- Hoy día, las nuevas técnicas edad son incorporadas en este arte de la curación muy eficaz.
- Una de estas técnicas es el Jade o piedras calientes.
- Una forma Jade o piedras calientes se utilizan para ayudar a distribuir Chi dentro de nuestro cuerpo.
- Chi en la medicina oriental es el poder, la fuerza de la vida, la esencia de todo. En términos religiosos occidentales, se llama panteísmo.

Toque Terapéutico: "es una manipulación energética terapia que se practica ampliamente en la actualidad y promovido por la profesión de enfermería. Dolores Krieger, R. N. , Budista, el fundador y uno de los principales promotores del toque terapéutico, estuvo muy influido por las teorías y las prácticas curativas de la medicina ayurveda, tibetano, Chino, Nativos Americanos y medicina y yoga, para resucitar el antiguo arte de la curación de la utilización terapéutica de las manos. Toque terapéutico es considerado como equivalente de los Estados Unidos de Reiki, la energía sistema de curación basado en la antigua medicina tibetana. El principal principio de toque terapéutico es que el cuerpo es alimentado y mantenido por prana, la energía vital. Básicamente, el tratamiento consiste en una ampliación de la terapeuta sus manos ligeramente por encima del cuerpo del paciente, la localización y el exceso de energía en movimiento a áreas deficientes en el cuerpo donde se necesita. En ningún momento hay contacto físico entre el terapeuta y paciente". *The Mainstreaming of New Age* (*La incorporación de la Nueva Era*), Pacific Press Publishing Association, Manuel Vásquez, página 157.

La iridología: Al igual que otros Nueva Era salud holística terapias, la iridología se basa en la percepción de la mística universal campos de energía en el cuerpo.
- El método de diagnóstico, el examen del iris del ojo humano en cuanto a las indicaciones de la enfermedad, se puede remontar de nuevo a los antiguos chinos y japoneses.
- Los babilonios, caldeos y Egipcios sugirió que el ojo humano desempeña un papel importante en la medicina.
- El Dr. Bernard Jensen , es considerado el padre de La iridología.
Jensen seguir desarrollando el Dr. von Peczely gráfico de la iridología hasta lo que es hoy.
  - El Dr. Jensen la tabla hindú, que se asemeja a las enseñanzas, esbozo el noventa y seis zonas o divisiones del ojo al igual que Hindú divide el "tercer ojo chakra".
  - Este interior de ojo chakra, que supuestamente se encuentra en la frente, entre los ojos, tiene un pie correspondiente masaje punto situado en la zona de los senos de la punta del dedo gordo del pie".

De hecho, todos los siete chakras hindú se dice que se ven afectados por sus correspondientes masaje masaje punto en el pie, al igual que en reflexología. *The Mainstreaming of New Age* (*La incorporación de la Nueva Era*)*,* Pacific Press Publishing Association, Manuel Vásquez, página 159.

Reflexología: también conocido como reflexología, reflexología podal, terapia y en la zona, es una forma de masaje en la planta del pie o la palma de la mano. Los reflexologistas creen que la parte inferior del pie y la parte interna de la mano contiene terminaciones nerviosas de los órganos vitales con otras partes específicas del cuerpo. Creen que por presión y masaje acariciando las áreas específicas de las manos y los pies, pueden afectar a estas áreas en el cuerpo.

Reflexología Podal está relacionada con la nueva edad salud holística energía terapias de manipulación, como la acupuntura, la acupresión, kinesiología, Reiki, y el toque terapéutico. Reflexología es considerada una forma novedosa de acupresión porque, como la acupuntura, que manipula y los intentos de equilibrar la energía de la vida de chi. Ankerberg y Weldron, The Facts on Holistic Health and the New Medicine los hechos sobre salud holística y la Nueva Medicina, p 41.

El Dr. William Fitzgerald es el médico acreditado con el redescubrir reflexología, que tiene sus raíces en la antigua China acupuntura. En el año 1913, el Dr. Fitzgerald introdujo y desarrolló la reflexología de los tiempos modernos. Él dividió el área en la parte inferior de cada pie en cinco zonas correspondientes a diez áreas en el cuerpo. Las diez zonas se realizó a partir de la sugerencia de los diez dedos de la mano hacia arriba en el brazo y el cuello, en la parte superior del cráneo, y, a continuación, hacia abajo a través del cuerpo en las piernas, por último que culminaron en los diez dedos de los pies. Las zonas originarias de la mano izquierda el lado izquierdo del cuerpo y los de la derecha cubre el lado derecho. Melton, Clark, y Kelly, *New Age Almanac,* p. 242

"Las raíces de reflexología son trazables a antiguas formas de presión terapia conocida en Egipto desde el año 3000 a.c. " Williams, *New Age Healing* (*Curación de la Nueva Era*)*,* p. 22. También tiene elementos de la energía universal las fuerzas básicas de Medicina Tradicional China y medicina ayurvédica, lo que la convierte en otra entrada en el sutil movimiento de la Nueva Era.

Péndulo de Adivinación: El uso de un péndulo para la adivinación es una forma moderna de la antigua práctica de la adivinación, o adivinar.

• Básicamente, los péndulos funcionan sobre la premisa de que el péndulo encima de un objeto o simplemente pidiendo el péndulo preguntas que requiere de un "sí" o "no".

- Si el péndulo gira en sentido horario o columpios, la respuesta significa un positivo sí, macho.
- Si el péndulo se mueve en sentido contrario al de las agujas, de forma circular, que arroja un saldo negativo, no, o mujer calidad.
- Leer Éxodo 28:29, 30.
- A la derecha y a la izquierda de la coraza fueron dos grandes piedras de gran brillantez. Estos eran conocidos como el Urim y Tumim . Por ellos la voluntad de Dios fue dada a conocer a través del sumo sacerdote.
- Cuando las preguntas fueron llevados a la decisión ante el Señor, un halo de luz rodeando la piedra preciosa en el derecho es una muestra de la voluntad divina consentimiento o autorización,
- Mientras una nube el remedo la piedra a la izquierda fue una evidencia de negación o desaprobación.
- En materia de diagnóstico y prohíben los remedios y terapias, el péndulo suspendido sobre el órgano del paciente u otras zonas afectadas por la enfermedad.
- El médico, que se llama una "pendulista", hacer preguntas de el péndulo, tales como: " ¿Es este órgano funciona mal?" "este órgano es hiperactivo?" "Es este órgano inflamado? ".
- Sobre la base de la respuesta del movimiento pendular, la máquina es capaz de diagnosticar y recomendar un tratamiento o remedio.

A pesar de que el péndulo es utilizado por algunos cristianos, es preciso señalar que Dios menciona explícitamente la "adivinación" en Deuteronomio 18:9 como una abominación. *The Mainstreaming of New Age (La incorporación de la Nueva Era)*, Pacific Press Publishing Association, Manuel Vásquez, págs. 162.

Medicina Integral:

Basándose en la documentación presentada anteriormente, no debe ser necesario para comentar el A. M. A. Medicina Integral sistema controlado en los Estados Unidos. El médico de atención primaria (alopática) tiene que aprobar a ver una alternativa profesional del cuidado de la salud. Ahora un día, usted puede encontrar clínicas de M. D. s, masajes terapéuticos, acupunturista, etcétera… bajo el mismo techo. El nombre de la empresa significa mucho, cuando tienes un hijo que comprar un libro de nombres y buscar su significado. Dios tiene muchos nombres, Jehová, Jesús, etcétera… Por lo tanto, el nombre Medicina Integral le advertirá de que medicina alopática occidental ha unido fuerzas con medicina Oriental para perpetrar un falso sistema de la sanidad pública a los incautos.

Medicina Integral no tiene una definición única:

El término medicina alternativa, como los usados en el moderno mundo occidental abarca a toda práctica de la sanación "que no entran dentro del ámbito de la medicina convencional". De Wikipedia, la enciclopedia libre.

Medicina Integral es el proceso de curación de medicina orientada a que se tenga en cuenta la totalidad de la persona (cuerpo, mente y espíritu), incluyendo todos los aspectos del estilo de vida. Se hace hincapié en la relación terapéutica y hace uso de todas las terapias, tanto convencionales como alternativa. Dr. Andrew Weil.

"Esta es la práctica de combinar alternativos, complementarios y las terapias convencionales para aprovechar los puntos fuertes de cada uno de los sistemãs y para compensar sus debilidades." Heartland Naturopathic Clinic (Clínica Naturopática de Heartland). Lo que el verdadero cristiano debe entender es que Satanás tiene poderes sobrenaturales y puede dar la apariencia de la salud y de la curación de un tiempo, mientras que durante todo el tiempo estos falsos curación filosofías son líderes cristianos de al Creador y a la Palabra de Dios. Este es el falso cura las ganancias que su confianza y comenzar a practicar la religión asociada con la curación filosofía. Este principio es el mismo Jesús y los discípulos se utiliza para ganar conversos al Cristianismo, aunque sea verdadera curación en su instancia.

Cortesía o medicina, medicina alternativa, medicina alopática, medicina integrada y es de Dios o no lo es. Si no es así, entonces, ¿por qué los cristianos no debemos confiar en nuestra salud y la vida de un sistema de curación inferiores? Job 14:4, Romanos 8:7. Mientras que muchos se encuentran en el dolor y el sufrimiento, tenemos que ser honestos y admitir que es a causa de nuestra desobediencia a la palabra de Dios, las ocho leyes naturales de la Salud principalmente, por qué estamos en la situación en la que nos encontramos. Entonces, en lugar de confesar nuestros pecados a Dios y aceptar su voluntad para nuestras vidas, nos preguntamos como Rey Ocozías, á Baal-zebub dios de Ecrón. II Reyes 1:2, 3.

Capítulo Cinco: El Caso en Contra de la Medicina Alopática

La medicina alopática ha fijado en oposición directa contra la gran y poderoso Dios del universo al declarar como uno de sus reglamentos: "Sólo un medicamento puede curar, prevenir o tratar una enfermedad." Este reglamento fue sin duda desarrollado por una compañía farmacéutica. La FDA dice además, las sustancias naturales no pueden curar la enfermedad. Dicho de otro modo, "sólo sustancias naturales pueden curar la enfermedad. El hombre y sus productos químicos tóxicos nunca y que nunca lo puede curar, curar o tratar la enfermedad.

La Palabra de Dios enseña claramente que: ..."*porque yo soy Jehová, que te curã³*", Éxodo 15:26. "*Aire puro, la luz del sol, templanza, en el resto, el ejercicio, la dieta, el uso del agua (internamente y externamente), y la confianza en el poder divino, -esos son los verdaderos remedios*". *Ministry of Healing* (*Ministerio de Curación*), Pacific Press Publishing Association, Ellen White, p 127.

Por último, Dios ha encargado sus discípulos para enseñar a la gente su curación recursos internos: *"Todas las personas deben tener un conocimiento de la naturaleza correctiva de los organismos y cómo aplicarlas. Ministry of Healing (Ministerio de Curación)*, Pacific Press Publishing Association, Ellen White, p 127, 1909.

En primera de Corintios 12:9, la Palabra de Dios nos dice que Dios ha dado "a otro los dones de sanación de este mismo Espíritu... Como discípulos de Cristo, tenemos la misma decisión que hoy, al igual que Pedro y los otros apóstoles en su día... "Es necesario obedecer a Dios antes que a los hombres", Hechos 5:29.

Recuerde, me refiero concretamente a las enfermedades crónicas como el cáncer, la diabetes, la artritis, las enfermedades del corazón, etc. Dios ha dicho todos estos sistemas falsos, que se examinan en esta sección, "No tienen curación Medicina", Jeremías 30:13, 46:11.

Después de más de 100 años de control por los Rockefeller y Carnegie, a través de la Asociación de Médicos de Estados Unidos, FDA, y otras instituciones, estamos como los estadounidenses los más saludable hoy? Examinemos los hechos: ¿creen ustedes realmente investigación está diseñado para encontrar una cura? Jonas Edward Salk descubrió la primera vacuna eficaz utilizado como preventivo contra la poliomielitis. Fue desarrollado en 1952.

El Dr. Jonas Salk la labor ya realizada sobre la vacuna antigripal durante el decenio de 1940 condujo a su descubrimiento.

A mediados del decenio de 1950, la vacuna se habían distribuido ampliamente en los Estados Unidos, reduciendo en gran medida la incidencia de la poliomielitis. Pregunta: ¿cuál fue utilizado como un protocolo de tratamiento para la poliomielitis antes de que el Dr. Salk descubrimiento? Respuesta: el hierro máquina pulmonar.

Pregunta: ¿qué pasó con el pulmón artificial máquina después del descubrimiento de la vacuna? Respuesta: el $100.000,00 más (un montón de dinero en esos días) la máquina se volvió obsoleto poniendo un montón de gente sin trabajo y a la pérdida de los beneficios de ciertas empresas.

Pregunta: ¿qué ocurriría si la Sociedad Americana del Cáncer o Asociación Americana para la diabetes encontrara cura para sus respectivas enfermedades? Respuesta: no habrá más necesidad de una costosa cirugía, quimioterapia o drogas venenosas y debilitantes. Una vez más, técnicas caras como de láser, etcétera...se volverían obsoletas. Si un número suficiente de estas curas se encuentra en un marco de tiempo razonable y que podría afectar seriamente a la economía estadounidense.

Pregunta: desde 1952, cuando el Dr. Jonas Salk descubrió la vacunación contra la poliomielitis, puede nombrar un solo cura para una enfermedad que ha sido descubierto? Respuesta: ya lo habrán adivinado, No! En la introducción, he compartido con ustedes mi testimonio sobre la hipoglucemia y cómo estoy totalmente curada. En la medida en que la Asociación de Lucha contra la Diabetes sigue abogando por enseñar y gestionar los niveles de azúcar en la sangre, y no centrarse en la enseñanza a los ciudadanos cómo curar el páncreas, nunca fuera de los negocios y que no ha de superar el nivel de azúcar en la sangre. En muchos aspectos, los guardianes de nuestra salud son en realidad perpetuar el sistema e incluso causando enfermedad.

La Sociedad Americana del Cáncer

La Sociedad Americana del Cáncer fue constituido oficialmente en 1913 Mayo en el Harvard Club de Nueva York. Me gustaría poner de manifiesto cómo se ha desempeñado un papel decisivo en la toma de millones de dólares el desprevenido público estadounidense con muy poco que mostrar en un retorno, salvo una estela de dolor y muerte. Sólo los nombres detrás de la organización debería decirnos algo; General Motors, AT&T, y la compañía Standard Oil, etcétera... Permítanme decirlo de otra manera. La Asociación Médica Americana posee mitad de los derechos de patente de 5 FU. Este es el nombre de la sustancia química dada a un popular tóxico del medicamento que se ha utilizado como un medicamento para el tratamiento del cáncer. Cuando te das cuenta de que el medicamento es fabricado por el Laboratorio Hoffman-La Rouch, que está directamente relacionada con la I. G. Farben/Cártel de Rockefeller, a continuación, puede comenzar a ver el empate en esta máquina de hacer dinero.

Lo que nosotros, los ingenuos americanos, no nos damos cuenta o entender es que, con el fin de este vasto sistema de atención de la salud, que depende de una cosa y una cosa solamente de que los americanos estadounidenses ingenuos (personas) se enferman. El sistema de atención de la salud en los Estados Unidos es una industria de $1.4 billones, o 1/7 de la economía capitalista. Que el préstamo de dinero de varios miles de millones de dólares los hospitales, o los millones de dólares de equipos como las máquinas escáner TC, el láser de cinco colores "argyle", etcétera, o los cientos de miles de dólares en administrador del hospital los sueldos, o cientos de miles de dólares en honorarios del médico y cirujano, o decenas de miles de dólares en el hospital, si no estaba enferma? Se le llama la Ley de los grandes números, y a la industria de los seguros es el maestro de este juego. Es en su mejor interés para obtener y te enfermas. La economía se mantiene saludable. Por favor, entiendan que por ley, las compañías farmacéuticas tienen una responsabilidad fiduciaria de sus accionistas y no a los enfermos Americanos estadounidenses ingenuos. Ha amanecido de que quizás no sería en el mejor interés de una industria millonaria en la búsqueda de una cura que ponga salen del negocio ? Para no mencionar el cierre de muchos hospitales y centros de investigación, y el cierre de decenas de máquinas inútiles que costaron millones de dólares para la producción.

No, es demasiado bueno para cerrar. Recuerde, si usted puede conseguir realmente que los estadounidenses ingenuos pensar que se está buscando una cura para el cáncer o cualquier otra enfermedad, mientras que durante todo el tiempo que va a crear un imperio a sus espaldas, el morir estadounidenses ingenuos/personas le darán su último dólar, esperando contra toda esperanza que un día usted será capaz de curarla.

Moderno y Simple radiografía de tórax

Por ejemplo, un simple tratamiento con rayos X es peligroso y puede causar la enfermedad. Sin embargo, en opinión de algunos rayos-X hoy son diferentes. Si le quiere hacer un estudio independiente, será encontrar que los rayos X tratamientos, incluso como hoy están causando un sin fin de problemas. El Dr. Ernest Sternglass , profesor de física de las radiaciones en la Universidad de Pittsburgh, realizó un estudio sobre los nacimientos vivos que se vieron afectados por las emisiones de gases y el accidente de la isla "Three Mile".

De cuatrocientas treinta muertes infantiles fueron los resultados. Estas son las estadísticas hospitalarias, y el gobierno de los ESTADOS UNIDOS desea permanecer en silencio a estas conclusiones sin admitir ni negar. Suficiente yodo radiactivo emitido, dentro de los primeros dos días antes de las madres embarazadas y los niños pequeños podrían ser evacuados que dentro de los tres primeros meses, la tasa de mortalidad se ha disparado. Estos fueron prematuros, bajo peso al nacer y murió de insuficiencia respiratoria, por lo menos eso es lo que el registro actual.

Ahora, echemos un vistazo a los niveles de radiación y la simple radiografía de tórax, y yo no soy incluso que la radiación emitida por el microondas, radar, televisión en color, reloj digital, radio, TV y torres que el número de los cientos, etcétera… En lo que respecta a los niveles de seguridad de la radiación se refiere, al parecer, sin libro de medicina en el mundo dice que no hay un nivel seguro de radiación. Incluso los niveles bajos de radiación que conocemos en la actualidad pueden matar. De hecho, si la verdad se le permitió a la superficie, se nos diría que es una de las causas conocidas de defectos genéticos y un factor que contribuye a la causa de cáncer. También se nos dijo que un bajo nivel de exposición a la radiación se debilita, si no destruye, la inmunidad del hombre para resistir a la enfermedad.

Esto podría ser la razón por la cual el incidente de vacuna contra el sarampión aumentó 45 veces durante el año siguiente a la Isla de las Tres Millas episodio? Moderno y sencillo considerar la radiografía de tórax, y muchos médicos no se lo piensan a la hora de dar toda una serie de un paciente. Vienen en práctico para los dentistas . En función de los equipos y la duración de una completa radiografía de tórax que se vería expuesto a entre 30 y 50 mili remes. Los combatientes , durante la prueba de la bomba atómica en los EE.UU., fueron expuestos en un promedio de un poco menos que una milésimas de mili remes. Como consecuencia de ello, su leucemia tasa se duplicó la del promedio nacional. Hoy en día, la tasa establecida de la exposición a la radiación es de 1.25 de los mili remes por trimestre.

La Dra. Alice Stewart

Otro ejemplo de cómo la información se mantiene de las preocupaciones del público Dr. Alice Stewart, un epidemiólogo Británico, que luchó durante diez años para tener sus estudios reconocidos en el campo de la medicina, en la zona de los rayos X y sus efectos sobre el cuerpo humano. Hoy en día, ha sido aceptado en el campo de la medicina, aunque gran parte de su material no se ha puesto a disposición del público en general. Ella ha demostrado que una sola radiografía abdominal de una mujer embarazada, aumentaría la probabilidad de leucemia en el niño en un 40 por ciento. Con una subvención de 1.000 €, lanzó su estudio histórico de las causas de cáncer en la infancia. Comenzando desde el presentimiento de que las madres pueden recordar algo que los médicos habían olvidado, se elaboró un cuestionario para mujeres cuyos hijos habían muerto de cualquier tipo de cáncer entre los años 1953 y 1955. En el momento en que una simple 35 cuestionarios han sido devueltos, la respuesta ha sido clara: un solo diagnóstico con rayos X, y dentro de la exposición considerada segura, fue suficiente casi al doble el riesgo de cáncer en sus etapas iniciales. Esta noticia fue una sorpresa a Stewart y no fue acogido por la comunidad científica. Entusiasmo de la tecnología nuclear estaba en su punto más alto en la década de 1950, y la radiografía se utiliza para todo, desde tratamiento del acné y trastornos menstruales para determinar ajuste perfecto. Los rayos X, como James Stewart. "Fueron el juguete favorito de la profesión médica.

Los gobiernos británico y estadounidense están invirtiendo mucho en la carrera de armamentos y promover la energía nuclear, y había poca voluntad de reconocer que la radiación era tan peligroso como Stewart. ¿Cuál es la recompensa que recibió para hacer del mundo un lugar más seguro para vivir? Ella nunca volvió a recibir un subsidio importante en Inglaterra.

Para las próximas dos décadas, sin embargo, ella y su estadística, George Kneale, elaborado y perfeccionado su base de datos en lo que se convirtió en el Oxford Estudio de Cáncer Infantil. En la década de 1970, importantes órganos médicos recomiendan que las mujeres embarazadas no deben ser rayos X, y la práctica no se ha repetido. La Oxford encuesta había reunido información sobre cientos de miles de niños en el Reino Unido en un período de 30 años. Stewart y Kneale había demostrado que los niños tienen mucho cáncer incubando un aumento de la susceptibilidad a las infecciones. El estudio de la relación entre vacunas y resistencia al cáncer que sugiere relaciones entre el cáncer y el sistema inmunitario. También tenían las teorías sobre el ultrasonido y el síndrome de muerte súbita del lactante que les habría gustado probar, pero ese tipo de financiación, así como que tenían, había sido cortada. Consulte el apéndice E.

Estudio de Leucemia abarcando Tres Estados

Yo creo que una simple, y a la vez clásica, debe ayudar a convencer a algunos de ustedes en cuanto a la validez de lo que acabo de escribir. El mayor estudio que se ha realizado en cualquier parte del mundo, en su momento, fue el estudio de Leucemia de tres estados realizado por el Dr. Bertel y el Dr. Bross del Instituto "Roswell Park Memorial". Este estudio incluyó 30 millones de personas. Un gran estudio, nunca antes se había realizado. El estudio presentado pruebas abrumadoras de que leucemia aumenta cuando el uso de estos tratamientos como los rayos X y la radiación se han usado. En otras palabras, el llamado cura para el cáncer es, en realidad, un factor que contribuyó a su causa. ¿Cuál es la recompensa por este descubrimiento científico? El Instituto Nacional del Cáncer "parado todas las donaciones a que todo cuerpo de investigación.

Otro caso en el punto de atención de la salud en los Estados Unidos es el dinero, no cura. Vea el apéndice F.

El Dr. Robert T. Schimke

Por último, no todas las evidencias científicas y la información está disponible. Sin embargo, si la información anterior no provoca que se detenga a reflexionar y haga la investigación para si mismo, entonces no habrá más información. Congreso declaró la guerra sobre el cáncer en 1971, cuando se aprobó la Ley Nacional sobre el Cáncer. Desde entonces, más de 30 mil millones de dólares se ha gastado en investigación sobre el cáncer. En 1985, un destacado investigador cáncer, Robert T. Schimke, hizo una admisión sorprendente sobre los avances en esa guerra. La quimioterapia, según declaró, tiende a hacer peor cáncer. El problema, explicó, es que las células cancerosas resistentes a la quimioterapia, y que la resistencia imita los procesos de cáncer en sí.

El Dr. Schimke sacó su conclusión de las investigaciones patrocinadas por la Sociedad Americana del Cáncer. Él comunicó sus conclusiones en una conferencia que dio en los Institutos Nacionales de Salud (NIH) en Bethesda, Maryland. El NIH es tan alta como se puede ir en los Estados Unidos, en la medida de lo tradicional medicina científica se refiere. El Dr. Schimke fue siendo honrado por recibir el premio "Alfred P. Sloan Jr." por su investigación en cáncer. Su charla fue sobre "amplificación génica" de la que ahora sabemos que la quimioterapia provoca resistencia de las células tumorales. La resistencia y el cáncer son las mismas, la quimioterapia literalmente provoca el proceso que denominamos cáncer, y este es la resistencia a la quimioterapia. *Journal of Cancer, Cancer Research* [44, pág. 1735-1742, 1984 mayo].

Después de examinar e investigar la literatura científica disponible sobre el cáncer y tratamientos tradicionales para el cáncer, las personas siguen la ruta convencional de la quimio médica, cirugía y radiación.
Seguimos a tomar medicamentos de venta con receta para los síntomas de enfermedades como la diabetes, enfermedades del corazón, etcétera... aumentar el número y el aumento de la dosis ya que permanecer en ellos. Sólo muestra cómo mucho el pueblo de los Estados Unidos han sufrido un lavado de cerebro a creer que si medicina moderna no puede curar el cáncer o enfermedad entonces nadie puede, a continuación, aprobar leyes que hacen que sea ilegal que los remedios naturales para tratar el cáncer y la enfermedad.

"Lo que propongo es que los buitres nos han mostrado el principio. Naturaleza tiene sus propias leyes y no permitir intrusiones sin venganza. Intrusión crea resistencia, y es la resistencia que transforma nuestras más nobles intenciones en lo contrario. Las cosas que deseamos para nosotros mismos de salud, sabiduría, la prosperidad y la paz de todas las expresiones de libertad, y la libertad es la única cosa que no se puede lograr a través del principio de control. Y si el control no puede darnos libertad, ni puede darnos otra cosa. Si que es cierto, nuestra única opción es la de buscar una manera de conseguir junto con la naturaleza, y que no nos cielo contra ella, sino que con sus aliados, a fin de captar la fuerza de la nuestra. ¿Existe una forma? Yo creo que no. Nuestro gran reto, de la salud y cualquier otra área de la vida, es la de encontrarla" Black, Dean; *Health at the Crossroads*, Tapestry Press, *p. 9-11.*

Lo que es de interés señalar, es que el Sr. Negro se refiere a Dios. La respuesta que busca es Dios, el creador de la naturaleza. Dios estableció las leyes de la naturaleza, al igual que las leyes de salud de la humanidad y se crearon dada por Dios. Nunca podemos captar la naturaleza fuerza, sino trabajar con la naturaleza en sus esfuerzos por restaurar la salud.

"El Salvador en Sus milagros reveló la fuerza que está constantemente en el trabajo del hombre en nombre, sostener y sanarlo. A través de los organismos de la naturaleza, Dios está trabajando, día a día, hora a hora, momento a momento, para mantenernos vivos, para construir y restaurar. Cuando cualquier parte del cuerpo sufre lesiones, un proceso de curación es a una vez que haya empezado; organismos de la naturaleza están en el

trabajo, con el fin de sanear. Pero el poder trabajando a través de estos organismos es el poder de Dios. Todo poder de dar vida de él. Cuando uno se recupera de la enfermedad, y es Dios el que restaura él." White, Ellen; *Ministry of Healing (Ministerio de la Curación)*, Pacific Press Publishing Association, p. 112.

Libertad es sólo para encontrarse en el Hijo de justo, y cuando él le hace libre, es libre. Juan 8:36.

Verdadera Fuerza Vital basada en principios cristianos

Como he dicho anteriormente, reserva energía o fuerza vital es esencial para la preservación de la vida y la salud. Cuando la reserva energía cae por debajo de cierto nivel, nunca volver, finalmente el individuo muere, por lo general más temprano que tarde.

"*Dios nos ha dotado de una cierta cantidad de fuerza vital. También se ha formado con los órganos adecuados para mantener las distintas funciones de la vida, y los diseños que estos órganos trabajan juntos en armonía. Si no se conserva la fuerza de la vida, y mantener el delicado mecanismo del cuerpo con el fin, el resultado es la salud; pero si la fuerza vital es demasiado rápidamente agotado, el sistema nervioso toma prestada de uso actual de los recursos de fuerza, y cuando un órgano lesionado, todos se ven afectados. Naturaleza lleva mucho maltrato sin aparente resistencia; luego, ella despierta y hace un esfuerzo decidido para eliminar los efectos de los malos tratos que ha sufrido. Su esfuerzo por corregir estas condiciones es a menudo se manifiestan en la fiebre y las otras formas de la enfermedad.*" White, Ellen; *Ministry of Healing (ministerio de curación)*, Pacific Press Publishing Association, p. 234.

"*Aquellos que hacen grandes esfuerzos para lograr tan gran parte de la labor en un momento dado, y siguen trabajando cuando su sentencia les dice que ellos deben descansar, nunca son ganadores. Ellos están viviendo sobre el capital prestado. Están gastando la fuerza vital que se necesitan en un momento futuro. Y cuando la energía que han aprovechado para que se exige, no por falta de ella. La fuerza física, los poderes mentales. Se dan cuenta de que se han encontrado con una pérdida, pero no saben lo que es. Su momento de necesidad ha llegado, pero sus recursos físicos se han agotado. Toda persona que viole las leyes de la salud debe ser un enfermo en algún momento en mayor o menor grado. Dios nos ha dotado de fuerza constitucional, que necesitamos en diferentes periodos de nuestra vida .Si temerariamente de escape continuo de esta fuerza de imposición, en algún momento se los perdedores.*" White, Ellen; *Child Guidance (Orientación Infantil)*, pág. 397.

"Los niños *son por lo general debemos permanecer como con respecto a la importancia de cuándo, cómo, y qué es lo que debe comer. Que se les permita saciar sus gustos libremente, a comer a todas horas, y a que se ayuden a sí mismos para frutas cuando tienta los ojos de ellos; y esto, con la tarta, tarta, pan y mantequilla, y come dulces casi constantemente, hace que se convierten en comelones y frágiles en digestión. Los órganos del aparato digestivo, como un molino que está continuamente mantiene en ejecución, se ha debilitado, fuerza vital se llama desde el cerebro a ayuda al estómago en su exceso de trabajo y por lo tanto, el poder mental se debilita. La estimulación artificial y el desgaste de las fuerzas vitales que nervioso, impaciente de moderación, querida e irritables. Difícilmente pueden ser de confianza de sus padres. En muchos casos el poder moral parece obtusa, y es difícil despertar el sentido de la vergüenza y gravedad del pecado; que se deslizan fácilmente en hábitos de la prevaricación, el engaño, mentira y a menudo." Child Guidance (Orientación Infantil)*, Ellen White, p 388.

"Por lo menos una parte de la resistencia del cuerpo a las drogas proviene de la operación de la Segunda Ley de la termodinámica. Esta ley dice que proceso natural en sistemas cerrados de orden en el caos. (Sistemas cerrados son aquellos que no reciben energía del exterior).
Para invertir la de transformar el caos en orden, tenemos que agregar energía y todos los sistemas acaban consumiendo más energía de la que produce. Cada ahora y entonces alguien dice tener ventilación una máquina de movimiento perpetuo. Los Cristianos burlarse porque una máquina de movimiento perpetuo es la creación de un dios, el único y verdadero Dios es el gran YO SOY. Sugiero que la medicina se enfrenta a la misma barrera, que la ley que invierte nuestras bien intencionadas intrusiones médica es la Ley de la Fuerza Vital. Si esto es cierto, entonces la esperanza de superar la resistencia del organismo a los medicamentos es como condenado como el mito del movimiento perpetuo. Para ver el por qué, veamos en nuestros genes y por lo que hacen.
Los genes son proteínas, y como hacen sus proteínas, hemos llegado a existir. Lo que hacen las proteínas son útiles las superficies sus baches. Tienen rincones y recovecos que les permiten agarrarse a otras moléculas. En términos químicos, esta apropiación se conoce como vinculantes, tienen, por así decirlo, los ladrillos que nos hacen. Estamos, en un sentido muy real, pegadas las proteínas. Otras proteínas son mucho más dinámica y activa. Atraen y enlazar, no copias de sí mismos, pero otras moléculas, muchos de los cuales no son proteínas. Estas dinámicas y activas las proteínas pueden ser los anticuerpos del sistema inmune que se une a los invasores. O de la hemoglobina en la sangre que se une al oxígeno. O señales químicas como las hormonas y los neurotransmisores que se unen a "receptores" en la

superficie de otras células, por lo que las partes de nosotros hablamos de uno al otro.

Tal vez la más interesante de estas dinámicas las proteínas son enzimas. Las enzimas no sólo enlazar a moléculas que transformarlas. Una enzima puede agarrar una sola molécula, por ejemplo, y córtela en dos. O puede tomar una molécula y reorganizar en otra molécula. O puede tomar dos o más moléculas y pegarlas entre sí, para formar una molécula más compleja. Todos nuestros procesos químicos se negocian de esta forma por las enzimas. Cuando el cuerpo necesita una reacción química, sino que se crea, a través de los genes, una enzima para manejar...

Todas las proteínas, las enzimas o si de lo contrario, son de pequeños bloques de construcción unas moléculas llamadas aminoácidos. Para formar una molécula de proteína, nuestros genes primer gancho los aminoácidos en una cadena, de la cabeza de un aminoácido a la cola de otro. A continuación, la cadena se pliega y metido en sí mismo, y con este plegado y comérselo, llegamos a un punto en nuestra fisiología donde la Ley de la fuerza vital. Este plegado y comérselo es quizá el paso más crítico en el proceso de fabricación de proteínas. Redondea el aminoácido en cadena en un mundo de molécula, y, en el proceso, le da los baches y recovecos que son del tamaño justo y la forma de moléculas de enlace. Si el plegado va mal, la proteína termina con el mal rincones y no funciona.

Mientras que el Sr. Black y otros médicos y científicos seculares llama a este proceso "entropía", que es la naturaleza del proceso de aleatorización, este proceso habla claramente de "Diseño Inteligente", tanto como la incipiente flor o el gorjeo de los pájaros. Es Dios quien ha ordenado este proceso, y si se quiere hablar con los doctores Cristianos, a uno le dicen que no es por azar sino un Dios inteligente que ha diseñado este proceso. Cuando le damos nuestros cuerpos saludables, alimentos ricos en nutrientes, mantener el orden o homeostasis. Cuando comemos el "triste dieta americana" de alimentos procesados, comidas rápidas y enriquecido/alimentos refinados, hemos establecido la etapa de caos o facilidad en nuestros cuerpos; el resultado final es una enfermedad, la enfermedad y la muerte. Permítame darle un ejemplo escritural. En el Jardín del Edén, Adán y Eva fueron creados para vivir por siempre. Sin embargo, para hacerlo había que comer del árbol de la vida, el Génesis 3:22. En el Génesis 2:16 Dios les dio permiso para comer demasiado libremente de todos los árboles en el jardín. Este comando debe haber incluido el árbol de la vida con su saludable, alimentos densos en nutrientes que el cuerpo se convierte en energía para combustible. Ahora bien, entender el versículo 17, "pero del árbol del conocimiento del bien y del mal, no comerás; porque el día que comieres ciertamente morirás" todo Adán y Eva era la comida, pero sólo la comida del árbol de la vida podría sostener vida eterna.

Hoy en día, tenemos las mismas opciones y las decisiones que se deban tomar como nuestros primeros padres. Hay alimentos (frutas, granos, nueces y verduras) diseñado para mantenernos sanos y restaurar la salud y hay alimentos que agotan el cuerpo de nutrientes que causa enfermedad y muerte. Adán y Eva no morir el día que comió del árbol del conocimiento del bien y del mal? Sí, lo hizo espiritualmente! Esta es la razón por la que debemos nacer de nuevo. El día que comió del árbol del bien y del Mal comenzó el proceso de morir físicamente. El versículo 24 del Capítulo 3 nos dice que el hombre fue expulsado del jardín, y un guardia estuvo estacionado en la zona oriental del jardín para mantener la forma del árbol de la Vida".

En el libro de Apocalipsis 22:2, podemos leer una vez más sobre el árbol de la vida y a quienes tienen el derecho a comer de ella. Dios pudo haber creado al hombre con la necesidad de comer del árbol de la vida para el sustento de la vida; pero él no quiso. Dios es el único movimiento perpetuo es que sabemos que nunca dormita o duerme. Él existió desde el principio, y nada de lo que ha sido hecho no se hizo por él. Así pues, ¿qué come antes de que creara la comida? Medicamentos con receta y la quimioterapia es un sistema hecho por el hombre que estaba condenado al fracaso desde el principio. Es un sistema basado en el capitalismo a expensas de los derechos humanos y potencialmente, la vida eterna. "Sed sobrios y velad, porque vuestro adversario el diablo,

Como un león rugiente, anda alrededor buscando a quien devorar" I Pedro 5:8. Este es el punto en el que los cristianos deben comprender, como seguimos pensando en la Ley de la Fuerza Vital.

La medicina alopática se opone a la Ley de la Fuerza Vital

" Como *la medicina alopática ha desarrollado, se ha llegado más y más para explicar la salud y de la enfermedad en términos del nivel de las sustancias químicas activas que nuestras enzimas para nosotros. El poder de este punto de vista es que inmediatamente sugiere lógico terapias. Cuando la causa es demasiado poco de la molécula (como en el caso de la diabetes), que terapéuticamente agregar desde el exterior (insulina). Cuando la causa es demasiado de una molécula (como en el caso de fiebre del heno con su histamina sobrecarga), bloque que terapéuticamente desde el exterior. Las drogas añadir a nuestra oferta de un químico activo, o bien bloquear. De esta manera, el médico ajusta nuestra molécula niveles hacia arriba o hacia abajo, dependiendo de lo que él o ella percibe el problema. Ahora, considere que lo que pasa en el cuerpo. A pesar de que el médico no le gusta la molécula los niveles del cuerpo ha escogido para sí misma, sin embargo, están los que el cuerpo ha elegido "* Dean Black, *Health at the Crossroads*, Tapestry Press, p. 29.

Porque del diseño inteligente, cuando el cuerpo humano elige un nivel que es demasiado mucho o demasiado poco, es porque el cuerpo está tratando de comunicarse con usted que no tiene la nutrición necesaria (minerales) con el fin de mantener la salud. Nuestro trabajo de restauración cristiana de la Salud es el de ayudar a los profesionales y ayudar a naturaleza en este delicado equilibrio. Veamos una fiebre, por ejemplo. Fiebre no es una enfermedad sino un síntoma que puede indicar la presencia de la enfermedad. Temperatura normal del cuerpo varía entre 98° F a 99° F grados. Uno no debe tener preocupación excesiva a menos que la temperatura corporal se eleva por encima de los adultos 102 grados y 103 grados en los niños. Este mecanismo de defensa del cuerpo actúa para destruir los microbios dañinos. Cuando los microbios o destructivas células tumorales dominar el cuerpo, las células inmunes juncos para luchar contra ellas, liberando las proteínas que decirle al hipotálamo para elevar la temperatura. Este es uno de los medios de lucha contra la enfermedad, pero la fiebre puede también causar problemas para las personas con problemas cardiacos y de la mujer en el primer trimestre de su embarazo, fiebre por encima de 105° F, especialmente durante períodos prolongados, puede causar deshidratación y lesiones en el cerebro. Esta es la razón por la que es importante trabajar con un cristiano practicante Restauración Salud Natural que sabe cómo aplicar ocho de Dios las leyes naturales de la Salud en anatomía y fisiología, para ayudar a restablecer la salud en naturaleza. Preservar el sistema inmune, mientras que lucha contra el cáncer es fundamental para la supervivencia y restablecimiento de la salud. No hay alternativa centrado en Dios, natural métodos de tratamiento alopático a la corte, quemar y veneno tratamientos. Sólo la falta de la calidad de vida y la tasa de mortalidad de los pacientes de cáncer después de cinco años de remisión. Recuerde que, como cristiano, de culto, alabanza y gloria a Dios son nuestras principales razones de ser creado. Alabamos y gloria a Él con nuestra vida, así como en la muerte, si es que se realiza conforme a su voluntad. Se mantiene un nivel óptimo de salud a través de una adecuada comprensión de Dios de las ocho leyes de la Salud Natural y el papel que ellos desempeñan en la prevención de la enfermedad, especialmente durante las etapas tempranas de enfermedad antes de que se convierta en enfermedad grave.

La falta-bienestar es la etapa entre la salud y la enfermedad. Usted sabe, cuando usted va al médico(s) y no pueden diagnosticar nada malo con usted y le dicen que todo está en su cabeza, está deprimida. Pero que algo está mal, que algo no está bien pero no sé qué. Usted está en el estado de ¡FALTA-BIENESTAR! Probablemente estés experimentando carencia nutricional, ya que es un hecho científico que la deficiencia nutricional debe existir primero antes de que la mayoría pueden desarrollar enfermedad.

Ejemplo: posibles efectos de la deficiencia nutricional:

- La vitamina A (beta-caroteno): trastornos oculares, trastornos pulmonares, piel seca y escamosa, la ceguera nocturna, infecciones frecuentes, esterilidad, cáncer, alteraciones nerviosas, retraso del crecimiento, problemas glandulares, envejecimiento prematuro, más activa de las membranas mucosas, inhibición y proceso de curación.

- Vitamina D: enfermedad de los huesos, el raquitismo, la catarata, el calcio mal-absorción, pistola enfermedad, pérdida de cabello, debilidad muscular, caries dental, retraso en el crecimiento, y la osteoporosis.

- Vitamina C: escorbuto, fácil aparición de moretones, la boca y las encías, huesos frágiles y articulaciones, úlceras (gástrico), resfriados frecuentes y la gripe, el cáncer, disfunción suprarrenal, rigidez en las articulaciones, anemia, baja resistencia a las infecciones, lactancia deficiente, mala circulación, trastornos pulmonares, asma y bronquitis.

- La vitamina F: enfermedades del corazón, el colesterol alto, trastornos femeninos, las infecciones por levaduras, todos trastornos de la piel, las bajas tasas de fecundidad, trastornos intestinales, hipertensión arterial, fibrosis quística, enfermedades hepáticas, enfermedad celíaca, y malformación de los tejidos.

- Vitamina K: las hemorroides y los hematomas, hemorragias, retrasa la coagulación, trastornos colon, esclerosis múltiple, enfermedades hepáticas, úlceras en las piernas, diverticulosa, colitis, trastornos intestinales, y hemofilia.

- Vitamina B: anemia perniciosa, la pelagra, el beriberi, trastornos digestivos, falta de apetito, la lengua (grietas, brillantes o morado), la pérdida de la memoria y confusión, trastornos cardiovasculares, pérdida de peso, aburrido y pérdida de cabello, trastornos de la piel, depresión, fatiga, las aftas, picazón y ardor en los ojos, y eczema (especialmente alrededor de los genitales).

- La vitamina E; cardiovascular y circulatorio, envejecimiento prematuro, los sofocos y problemas femeninos, la fertilidad, la impotencia, el sistema nervioso, enfermedades del corazón y sistema inmunitario debilitado.

Si hemos añadido las enfermedades asociadas con deficiencias de minerales en esta lista, se puede ahora comenzar a ver por qué una deficiencia nutricional es la causa de todas las enfermedades.

➢ Es un hecho, el 99% de los estadounidenses son deficientes en minerales orgánicos debido a que la *"inorgánicos (tóxica, es decir, sintéticos, muerto) los productos químicos e inertes, pesticidas y herbicidas han destruido casi todos los críticos complejos orgánicos, elementos y minerales en el suelo."* 74. Congreso, segundo período de sesiones en relación con minerales orgánicos (afirmación categórica).

➤ "*Cada uno de los elementos, toda enfermedad y toda enfermedad se puede remontar de nuevo a una deficiencia de los minerales menores orgánicos.* Linus Pauling (afirmación categórica).

Los médicos sólo se requiere un mínimo de horas de estudios nutricionales mientras que en la escuela de medicina. El cuerpo humano requiere aproximadamente 88 nutrientes para estar sano y funcione correctamente. La mayoría de los tiempos modernos equipos médicos científicos no está diseñado para diagnosticar la enfermedad, pero sólo puede decirle que usted tiene una enfermedad después de que la enfermedad se ha manifestado. El análisis químico de Bio-Equilibrio del cuerpo (análisis) identifica si faltan ciertos nutrimentos en el cuerpo humano.

Hace doscientos años, el Dr. Benjamin Rush, en esencia, "*si bien es cierto la autonomía de efecto no existe en el organismo, está sujeto a las leyes físicas y químicas, y, en cualquier caso, que no es lo suficientemente fuerte para resistir la embestida de la enfermedad.*" Los médicos, por lo tanto, "*son los dueños de la naturaleza*", y debe "*llevar el negocio [de la curación de las manos de la naturaleza.*" medicina moderna, a partir de ese momento y hasta ahora, se ha construido en este principio básico.

Hoy, Carl Sagan tiene una opinión diferente basada en hechos científicos. "*La medicina del dilema es que sus propias conclusiones socavar su principio básico. Si el cuerpo de la acción está "sujeto a las leyes físicas y químicas", medicina todavía no ha encontrado, como demuestra la facilidad con la que el cuerpo se resiste a la quimioterapia y otros medicamentos. Si el cuerpo de la acción de "no es lo suficientemente fuerte como para resistir los embates de la enfermedad," medicina ha encontrado nada más fuerte, como se ha visto por la facilidad con la que las bacterias resistentes a los antibióticos.*" creer en la supremacía del cuerpo adaptable de poderes ya no es "acientífico", tal como se muestra en esta cita de Carl Sagan.

"*Ciencia moderna nos ha enseñado que el cuerpo humano, en la medida en que esté curado, tiende a curarse. El cuerpo es su propia más grande protector: el sistema inmunológico, que produce anticuerpos para combatir antígenos, representa casi todas recuperación de enfermedad... Nada puede salvar al paciente si el sistema interno (Interior Terreno teoría por Claude Bernard) se descompone... Esto no es menospreciar a medicina; sus descubrimientos son prodigiosos y su contribución a la mejora de la salud saludable, pero el éxito de la medicina moderna depende de la comprensión de cómo el cuerpo sano protege a sí mismo.*" The Skeptical Inquirer (El Investigador Incrédulo), un jornal publicado por Carl Sagan.

¿Captar el significado de la declaración formulada por el Dr. Sagan y otros, y el mensaje, estoy tratando de comunicarse con usted en este libro?

Tenemos que entender quién y qué es la medicina alopática. Los alopáticos, medicamentos de venta con receta modelo fue inventado por los babilonios por babilonios que quieren comer, beber y vivir como los babilonios. Como cristianos, nos ha ordenado que vivir por toda palabra que sale de la boca de Dios, Mateo 4:4.

EN RESUMEN

1. Para cualquier entidad creada para tener poder, que necesita los nutrientes adecuados para funcionar correctamente y en orden. En el caso de la fisiología humana, para que funcione correctamente y de manera ordenada, aproximadamente 88 nutrientes son necesarios. Cuando el cuerpo no recibe su alimentación diaria, con el tiempo, el sistema se desarrolla una deficiencia nutricional de órgano y/o debilidad del sistema. Luego sobreviene el caos interno debido a que el cerebro comienza a desvestir a los órganos y los tejidos de los minerales para dar a otros órganos más importantes. Este estado de debilidad conduce a la enfermedad y la muerte.

2. Resistencia es un proceso Dios puso en cada una de nuestras células aproximadamente 300 billones. Resistencia o fuerza vital, es decir, su voluntad de vivir, hay que superar antes de la medicina medicamentos recetados por el médico o la quimioterapia puede ser considerada como una forma aceptable de tratamiento. Sabemos que esto es imposible, ya que la resistencia es la vida!

3. Rockefeller y otros se están beneficiando del apetito pervertido y estilos de vida poco saludables de Los Cristianos y no cristianos. Como cristianos, estamos viviendo en el anti-típico día de Expiación. Este lugar es una responsabilidad de la máxima importancia para nosotros vivir por encima de pecado y la enfermedad para que podamos vivir la Gran Comisión de Mateo 28:19, 20.

4. "*No podéis beber el cáliz del Señor, y la copa de los demonios: no podéis ser partícipes de la mesa del Señor, y de la mesa de los demonios*", I Corintios. 10:21. Tan fiel a la palabra de Dios, Él nos ha hecho agentes morales libres. Libres de escoger una forma de adorarlo o rechazarlo. Libre de elegir salud o enfermedad libertad de elegir. Hay otro principio en las escrituras "La maldición gorriã[3]n no vendrá." Proverbios 26:2. En otras palabras, cada enfermedad tiene una causa, y es nuestra responsabilidad a la razón de la causa al efecto.

Capítulo Seis: La Responsabilidad Personal

En el inicio del "tiempo del fin" (Daniel 1:35, 40 & 12:4, 9), la verdadera iglesia de Dios estaba saliendo de el desierto (Apocalipsis 12:13) Con su puro de Dios escrituras y verdaderos métodos de curación. En el año 1863, Dios le dio a la Iglesia Adventista del Séptimo día , sus métodos de curación como un regalo para el mundo. El 6 de junio de 1863, Elena White dio su primera visión global sobre la salud. Fue escrito en junio de 1864. Una copia de este mensaje de salud básicos se pueden encontrar en el libro *Spiritual Gifts* 4to Tomo, Review & Herald Publishing Association, p. 120-151, el artículo se titula simplemente "Health" ("salud").

La importancia de este don está directamente relacionada con su salvación, porque Dios quiere escribir su nombre en la frente (lóbulo frontal, Apocalipsis 22:4). El lóbulo frontal, tanto la derecha como la izquierda son el más grande de los lóbulos cerebrales. Es la corona del cerebro. Los estudios científicos demuestran que el lóbulo frontal es el asiento de la espiritualidad, la moral, la voluntad, el razonamiento, y el intelecto. Este es el centro de control de todo nuestro ser. La mayoría de las personas son conscientes de que nuestra vida cotidiana prácticas pueden afectar ciertamente nuestro temperamento, nuestras emociones y nuestro comportamiento. La parte delantera de nuestro cerebro puede ser mejorado o comprometida por nuestra dieta y/o estilo de vida. Como cristianos, debemos asegurarnos que entendemos la importancia de proteger nuestros lóbulos frontales. Este es el lugar donde Dios va a escribir su nombre; Apocalipsis 22:4.

Espiritualidad, el carácter, la moralidad, y son las características que nos dan nuestra individualidad singular. Por lo tanto, una persona con un lóbulo frontal puede tener la misma como siempre lo hicieron, pero si puede interactuar con ellos, por lo general es evidente que se trata de "no es el mismo." Este es el motivo por el cual hay tanto pecado y arrepentirse.

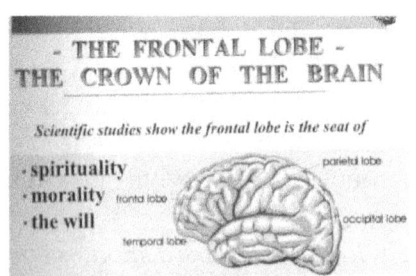

Las drogas que pueden dañar nuestros lóbulos frontales: drogas ilícitas, ciertos medicamentos de venta con receta, otras drogas sociales, es decir el alcohol, la cafeína, la nicotina, sus primos con el sufijo "ina", es decir cocaína, litacaine, etcétera.

Las drogas que comúnmente afectan a la mente: medicamentos para el asma de beta-agonistas, medicamento para la presión sanguínea, bloqueadores beta, bloqueadores de los canales de calcio, los agentes de acción central (*clonidina, metildopa*, etc.); tranquilizantes y pastillas para dormir de las benzodiacepinas antidepresivos (Nota: los antidepresivos tricíclicos también se utilizan para dolores de cabeza, insomnio, etc.); contra la úlcera píldoras - H_2-bloqueantes (*Tagamet, Zantac*); medicamentos anti-inflamatorios (AINES, medicamentos para el dolor, el control de estupefacientes; frío y medicamentos para las alergias y los antihistamínicos (que también se usa para el insomnio, etc.), los descongestionantes (especialmente en los niños; por ejemplo, preudoefedrina como en Precursor).

Efectos de lóbulos frontales dañados: Deterioro del principio moral, deterioro social (pérdida del amor de la familia), la falta de previsión, incapaz de razonamiento abstracto, no puede interpretar proverbios, disminución de la capacidad de comprensión matemática, la pérdida de la empatía, y la falta de moderación (que incorpora, la hostilidad y agresividad).

Enfermedades del lóbulo frontal: Manía, trastorno obsesivo-compulsivo, aumentar el apetito, el déficit de atención con hiperactividad depresión y trastorno. Neil Nedley, M. D. , Proof Positive: p. 260.

¿Qué hizo Jesús- Nuestro Ejemplo?

Tenemos que mirar hacia el autor y consumador de nuestra fe y ver lo que hizo cuando se enfrentan con las agonías de la muerte en la cruz, y le dieron un narcótico para beber. Marcos 15:23, lo pone de esta manera: y le dieron a beber vino mezclado con mirra; pero él no lo recibió. Myrrh=de tintura de mirra, es decir agriarlos (como un narcótico) : -mezclarse con mirra. **Diccionario griego del Nuevo Testamento pág. 66, número 4669.** "A aquellos que sufrió la muerte en la cruz, se pudo hacer una poción soporíferas, para mortificar la sensación de dolor. Este fue ofrecido a Jesús; pero cuando había probado, él la rechazó. Se le haría nada que pudiera estas nublan su mente. Su fe debe mantener de Dios.
Esta fue su única fuerza. Que ensombrezca sus sentidos le daría una ventaja Satanás". El Deseado de todas las gentes, Pacific Press Publishing Association, White, p. 746.

Le dieron a beber vinagre mezclado con hiel : y cuando había probado, y no la quiso beber, Mateo 27:34. DICCIONARIO GRIEGO DEL NUEVO TESTAMENTO p. 5521 "Gall" (ajenjo) veneno o un anodino (ajenjo, amapola, etc.) :- gall. EL DICCIONARIO WEBSTER, p. 54. Una-o-dina adj. Un medicamento que alivia el dolor. babilonios HEWBREW DICCIONARIO 7219. Igual que en 7218; una planta venenosa, probablemente. La adormidera (de su llamativa cabeza); gen. Veneno: vesícula biliar, cicuta. Como se analizó anteriormente, Fuerte de Concordancia exhaustiva de la Biblia, diccionario griego del N. T pág. 75. 5332 Apocalipsis 21:8 *Hechiceros; opciones, (a partir de* Pharmakeus) (un fármaco, es decir dar poción hechizo) un farmacéutico , **farmacéutico o envenenador,** (por extiende) un mago -**hechicero.**

Puede ver, los Romanos trataron de dar a Jesús un narcótico para amortiguar su dolor, pero él se negó porque tenía que mantener su mente clara; en la batalla no se ha ganado aún. Como un creyente, con vuestra vida en la balanza, su adversario es el demonio que está buscando a quien devorar. Si él puede hacer que en la duda, a continuación, ha obtenido los favorecidos. Cuando los cristianos consentimiento, a tomar drogas fuertes como la morfina durante los cuidados paliativos, que posiblemente dar el adversario de las almas.

Los 20 años de edad asistente de farmacia alemán Friedrich Serturner supuso que era un componente específico de opio que dio alivio del dolor, pero sólo si es lo suficientemente concentrado. Con amoniaco, separó los diversos constituye de la droga y la sustancia estupefaciente que descubrió "morfina", luego Morfeo, el dios del sueño.

Con Cristo como nuestro ejemplo, los creyentes deben cumplir toda justicia.
Justicia: el regalo más grande que Dios tiene para usted junto a su salvación es la salud: "Amado, yo deseo por encima de todas las cosas que puedas prosperar y que tengas salud, así como prospera tu alma", III Juan 2. Como cristianos, debemos comprender que la salud es la justicia, y es nuestra responsabilidad de cumplir toda justicia (Mateo 3:15). Salud es parte de nuestro servicio razonable: "Así que, hermanos, os ruego por las misericordias de Dios, que presentéis vuestros cuerpos en sacrificio vivo, santo, agradable á Dios, [que es] el servicio razonable. Dios está preparando

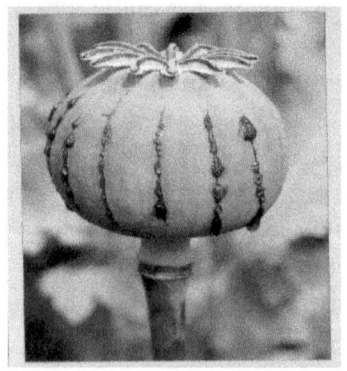

para sí mismo, "que se le puede presentar a sí mismo una iglesia gloriosa, no teniendo mancha, ni arruga, ni cosa semejante, sino que fuese santa y sin mancha, Efesios 5:27. Hoy en día, los cristianos creo que Dios acepta lo que nunca han dejado de dar.

Sin embargo Malaquías 1:8 dice: "y si vosotros sois ciegos para ofrecer
el sacrificio, ¿no es malo? Y si vosotros sois ofrecer el cordero y a los enfermos, no es mal? En la actualidad ofrecen ã¡ tu gobernador; él se complace en ti, y aceptar tu persona? Dice el Señor de host." Si un ser humano no aceptará su mal, cuánto más Dios ofendido, sin embargo tiene empatía y compasión por los enfermos, los niños engañados.

Recordemos que estamos hablando de cumplir con rectitud. Por favor, me seguís de cerca: "El secreto del SEÑOR [es] con los que le temen; y él les mostrará su pacto." (Salmos 25:14). "Toda la escritura [es] dada por inspiración de Dios, y [es] útil para enseñar, para redargüir, para corregir, para instruir en justicia " (II Timoteo 3:16).

En la Rev. 12:1, leemos: "y apareció un gran prodigio en el cielo: una mujer vestida con el sol y la luna debajo de sus pies, y sobre su cabeza una corona de doce estrellas:" Si usted estudio las escrituras, encontrará la palabra Sol en este versículo representa el evangelio. Mal. 4:2 Nos dice, "Pero vosotros que teméis mi nombre, el Sol de la justicia surgen con la curación de sus alas; [...]" Aquí está el enlace entre el evangelio y la salud, la palabra templanza. Gálatas. 5:22 "Frutos del espíritu son...TEMPLANZA." Efesios 5:9 - "Porque el fruto del Espíritu es en toda bondad, justicia y verdad ." Pablo nos dice "Todo hombre del que pleitea por el dominio es templado en todas las cosas..." I Corintios 10:25.

YO SOY Juan 5:17 - "toda injusticia es pecado:" Ahora, por favor, me seguís de cerca, ya que entendemos la salud es la rectitud y la enfermedad y la enfermedad es injusticia. Dios quiere mostrar al mundo su forma de curación: "Que sea conocido en la tierra tu camino , en todas las gentes tu salud." Salmos 67:2. "Tu camino, oh Dios, [es] en el santuario: ¿quién [es] un gran Dios como [nuestro] Dios?" sal. 77:13.

¿Cómo podemos, como embajadores de Cristo, dar a conocer la salvación de Dios entre todas las naciones, cuando estamos tan enfermos como los babilonios y utilizar los babilonios los médicos de hoy? Ahora que usted entiende el problema, "y si le parece mal© para servir al Señor, elija usted el día que vosotros; si los dioses a los cuales sirvieron vuestros padres que [estaban] en el otro lado de la inundación, o los dioses de los amorreos, en cuya tierra habitáis: pero como para mí y mi casa, serviremos al SEÑOR", Josué 24:15.

Oremos para que la fuerza entender, confianza y obediencia a Dios es simple, pero potente programa de restauración salud. Hemos sido engañados al creer que el ser humano es superior. La cuestión de la vida no es vida o muerte, sino vida eterna. El problema es que muchos creyentes tienen miedo a morir, por lo que intentar no hacer nada y todo lo que hay bajo el sol y terminar perdiendo nuestra alma salvación. Hacer la paz con Dios y la confianza para su curación, y si usted vive, alabar a Dios, si duermen el sueño de la muerte, su esperanza es en la resurrección de los justos. Esta es la paz que se debe hacer con Dios antes de oír el temeroso veredicto, "Tiene cáncer", y no asustar e intimidar a la quimioterapia, que el Dr. Schimke ya ha demostrado en su respuesta, provoca el cáncer.

Diseño de Dios

"Todos los miembros del cuerpo unen para formar el cuerpo humano y cada una de ellas realiza su oficina en obediencia a la inteligencia que gobierna el conjunto. La relación que existe entre la mente y el cuerpo es muy íntimo;

cuando uno está afectado el otro simpatiza. El estado de la mente afecta a la salud en un grado mucho mayor que muchos creen.

Muchas de las enfermedades que la humanidad padecen son debido a depresión mental, dolor, ansiedad, remordimiento, culpa, rabia, desconfianza, etcétera... todos ellos tienden a descomponer fuerzas de la vida (fuerza vital) y invitar a decadencia y muerte" Counsel on (Health Consejo sobre la salud), Ellen White, p 344.

Con el fin de restaurar la salud en primer lugar, debemos entender lo que es enfermedad. *"Las impurezas del cuerpo, si no se dejó escapar a regresar a la sangre y a los órganos internos. Naturaleza, para aliviar su veneno de impurezas, hace un esfuerzo por liberar el sistema. Este esfuerzo produce fiebres y lo que se denomina enfermedad." Counsel on Health (Consejo Sobre la Salud)*, Ellen White, p. 61.

UN ESTADO ÓPTIMO DE SALUD Y LA MANERA DE LOGRARLA

Recuerde que la revista *Reader's Digest* de 1968 noviembre artículo mencionado en la introducción de este libro. También se describe un fascinante descubrimiento por los investigadores del Centro de Investigación Ames lo que confirmó la Biblia cuenta que cada elemento se encuentra en el cuerpo humano existe dentro del suelo. Los científicos llegaron a la conclusión, "El *escenario bíblico de la creación de la vida resulta ser no muy lejos de la marca"*.

Con la declaración de una fuente fiable, entonces usted tiene que mirar a la nutrición como la fundación de un estado óptimo de salud, y no la medicina alopática. Puesto que los investigadores en el Centro de Investigaciones Ames valida creación del diseño inteligente, entonces tenemos que ir al Creador del manual del propietario para obtener instrucciones sobre cómo cuidar adecuadamente a nuestros cuerpos.

La primera mitad de este libro documentó como la atención de la salud en los Estados Unidos es motivado por dinero (Economía) no motivado por encontrar la cura. con el fin de ayudar a su mente simple comprender estos conceptos, y a precio asequible que cualquiera puede utilizar para mejorar su salud.

Las siguientes ocho de Dios son las leyes naturales de la salud en el Jardín del Edén, en el cual la persona tiene que conocer y aplicar en su vida para alcanzar una salud óptima. Por lo tanto, si su médico, cristianos o no, no compartir con ustedes, o no sabe cómo estas leyes en materia de salud están correlacionadas con el cuerpo humano y un estado óptimo de salud, entonces mi recomendación es que usted contrate a un profesional de la salud. Porque sin la aplicación de las ocho leyes naturales de la salud de la vida y lo que lo convierte en un estilo de vida, entonces es imposible alcanzar una salud óptima.

El Creador de las Diez Leyes Naturales de la Salud.
"Que los Adventistas del Séptimo día han tenido la verdad y no han compartido, qué vergüenza." Rev. George Malkamus, aleluya Acres.

En el número de noviembre de 2005 de la revista <u>National Geographic</u>, la tapa frontal lee "Los secretos de la vida." El artículo titulado " ¿y si le dije que podría añadir hasta diez años de su vida?" Los investigadores estudiaron un grupo de los Adventistas del Séptimo día que se encuentran entre la longevidad de las estrellas. Otros dos grupos, uno en Cerdeña (Italia) y en Okinawa , Japón, también se han estudiado. "Los residentes de esos tres lugares producen una alta tasa de personas centenarias, sufren una fracción de las enfermedades que suelen matar a la gente en otras partes del mundo desarrollado, y disfrutar de más años de vida saludable." Lo que los tres grupos tienen en común es, "todos ellos no fume, que primero es la familia, están activos todos los días, mantener una vida social muy activa, y comer frutas, verduras y granos integrales.

Permítanme darles un ejemplo de la importancia de estos ocho leyes y su relación con un estado óptimo de salud. El hígado, a la que me referiré más adelante en el libro, no se toma los nutrientes de la sangre a menos que exista la cantidad adecuada de agua y oxígeno a la misma hora y en el momento oportuno.

El agua es el principal vehículo de transporte del cuerpo y el ejercicio (circulación) se mueve los nutrientes es decir, vitaminas, minerales, hierbas, medicamentos de venta con receta, etc. , en todo el cuerpo.

Los siguientes 8 Leyes de Salud, Dios instituyó en el Jardín del Edén antes de la creación de la humanidad. Es obediencia a esas leyes que protegen de la enfermedad y la recuperación de la salud sin efectos secundarios cuando uno o más de estos se violan las leyes. Es fundamental que sepa y entienda que estas leyes se aplican a la fisiología del cuerpo humano, o que vaya a un cristiano que no profesional de la Salud.

1.Confianza en el poder divino: Génesis 2:7, 16, 17.

[UN] Salmo de David. "Bendice, alma mía, a Jehová: y todo lo que hay dentro de mí, [bendiga] su santo nombre. Bendice, alma mía, a Jehová, y no olvides ninguno de sus beneficios: Que perdona todas tus maldades; que curará todas tus enfermedades;" Salmos 103:1 -3.

Meditación y oración cristiana tiene sus mayores beneficios cuando un respiro del estresante pensamientos y sentimientos, y la oportunidad de encontrar soluciones para hacer frente a la vida estrés más apremiantes. En este tipo de procesos, el razonamiento poderes del cerebro debe estar activa durante el proceso meditativo. Nuestros altos poderes intelectuales y espirituales razonamiento, residen en la parte del cerebro llamada el lóbulo frontal. Cuando esta región del cerebro está íntimamente involucrado en nuestra forma de pensar, un tipo de onda cerebral onda llamado beta predomina. Si usted se para medir actividad cerebral con un electroencefalograma (EEG) y se muestra la versión beta wave, que indicaría que se está produciendo pensamiento saludable, que se caracteriza por actividad dinámica lóbulo frontal.

Los estudios muestran que meditación cristiana consiste en el lóbulo frontal y actividad beta. Esto es lo que uno podría esperar. Después de todo, la oración de la perspectiva de la Biblia es un proceso activo. Si estamos pensando en bondad de Dios, dándole gracias por ayudarnos a de una manera específica, tratando de conocer su voluntad en una situación que nos deja perplejos, o rezar para que las personas que tienen necesidades específicas, meditación y oración cristiana implica un activo lóbulo frontal.

"El gran médico en jefe está en el lado de cada uno de los verdaderos, serio, temeroso de Dios médico que trabaja con sus conocimientos adquiridos para aliviar los sufrimientos del cuerpo humano. Él, el jefe de los médicos, está listo para dispensar el bálsamo de Galaad. Él escuchará las oraciones ofrecidas por el médico y el misionero, si su nombre será glorificado; y en la vida de la paciente sufrimiento será prolongado. Dios está sobre todo.

Él es el auténtico jefe de la Restauración profesión sanitaria misionera y el beato de hecho será el médico que ha conectado con el médico jefe, que ha aprendido de él no sólo para tratar a los cuerpos enfermos, pero para ver a las almas, a fin de comprender cómo aplicar la prescripción, y como un pastor utilizar el bálsamo de Galaad para sanar las heridas que el pecado ha hecho a las almas, así como a los órganos de la humanidad que sufre bajo la picadura de serpiente. ¡Oh, cuán esencial que el médico es un despojado de egoísmo, quien tiene un conocimiento correcto de la expiación de Jesucristo, para que él pueda mejorar Jesús a los desesperados alma, una que tiene comunión con Dios. Lo que el tesoro que él posee en su conocimiento del tratamiento de las enfermedades del cuerpo, y también el conocimiento del plan de salvación. Descansar en Jesús como su Salvador personal, que puede conducir a los demás a ilusión, a fe que salva, de descanso y paz, y de una nueva vida en Cristo Jesús..." White, *Counsels on Health (Consejos Sobre Salud)* Pacific Press Publishing Association, p. 356.

"El Señor es la eficiencia de cada médico. Si en la sala de operaciones el médico siente que está trabajando sólo como el Señor visible de mano, el Gran Médico está presente para celebrar con su mano invisible mano del agente humano y guía en los movimientos realizados. El Señor sabe lo que temblando y terror muchos pacientes acuden a un punto de una intervención quirúrgica como la única posibilidad de salvar la vida.

Él sabe que están en mayor peligro que nunca ha sido antes. Ellos se sienten como si su vida estuviera en manos de quien creen que es un hábil médico. Pero cuando ven que su médico sobre las rodillas, pidiendo a Dios que hacer la crítica de un éxito, la oración les inspira, así como el médico, con fuerte esperanza y confianza. Esta confianza, incluso en los casos más críticos, es un medio para hacer operaciones con éxito. Las impresiones se hacen en mente que Dios diseñó debe ser hecho". . . *Medical Ministry (Ministerio Médico),* Ellen White, p 34.

En la literatura médica, hay indicios que las personas vivan más tiempo confiar en Dios. Por ejemplo, el Dr. Jeremy Kark y sus colegas recientemente compararon dos grupos étnicos judíos que parece ser muy similar, salvo para la observancia religiosa.

Entre los miembros de una comunidad secular, el riesgo de muerte a cualquier edad casi se duplicó la de los miembros de una comunidad religiosa, es decir, aquellas que se observan su religión.

(Kark JD, Shemi G, et al. No observancia religiosa promover la salud? Mortality in secular vs religious kibbutzim in Israel. *Am J Public Health* 1996 Mar; 86(3):341-346.

En un estudio similar, los últimos acontecimientos estresantes de la vida aumenta el riesgo de problemas de salud en una comunidad secular. Los miembros de una comunidad religiosa comparativa parece estar protegido de los efectos negativos del estrés. El Dr. Kark del equipo que propuso algunas de las razones por los miembros de la comunidad religiosa experimentan control del estrés y una mayor longevidad.

➢ Bienestar Emocional impulsado por un sentimiento de pertenencia a una Comunidad religiosa.
➢ Creer en Dios.
➢ UNA relajación respuesta inducida por frecuencia en la oración.
➢ Muy estable el matrimonio y la familia pegado.
➢ Apoyo Social proporciona una barrera contra los eventos estresantes en la vida.

Un fascinante estudio de la experiencia religiosa de los norteamericanos que llegaron a la edad de oro de 100. Entre los centenarios, los investigadores encontraron que la religiosidad considerablemente la salud física. A pesar de que todavía quedan muchas preguntas sin respuesta, las ventajas de la confianza en Dios, se debe a algo más que simplemente asistir a los servicios religiosos. (Levin JS, Vanderpool HY. Is frequent religious attendance really conducive to better health? Towards an epidemiology of religion. Soc Sci Med 1987;24 (7):589-600.)

Por otra parte, los beneficios de largo alcance de la fe parecen trascender las fronteras raciales y edad. Un estudio de los afro-americanos encontraron que las personas que participan en las actividades religiosas organizadas han mejorado la salud y satisfacción con la vida. (Levin JS, Chatters LM, Taylor RJ. Religious effects on health status and life satisfaction among Black Americans. J Gerontol B Psychol Sci Soc 1995 May; 50(3):S154-163.)

Incluso quienes se involucran en actividades religiosas fuera de la estructura de organización de este aumento en los niveles de satisfacción. De hecho, uno de los resultados más consistentes en grupos raciales de espiritualidad profundamente es que mejora la calidad de vida. El profundo interés en la calidad de vida mediante el ejercicio de fe son descritos por un investigador universitario Duque quien manifestó:

- ➢ Asistencia religiosa devoción privada y fortalecer una persona del sistema de creencias religiosas.
- ➢ Fuertes sistemas de creencias religiosas, a su vez, cuando va acompañado de un alto nivel de certeza religiosa, tienen una importante influencia positiva en el bienestar.
- ➢ Persona con gran fe religiosa informe:
  - ✓ Los niveles más altos de satisfacción con la vida
  - ✓ Una mayor felicidad personal
  - ✓ Menos negativas consecuencias psicosociales del trauma Los acontecimientos de la vida.

Ellison CG. Religious involvement and subjective well-being. J Health Soc Behav 1991 Mar;32(1):80-99. Proof Positive, Neil Nedly, M.D. p. 506.

¿Dónde puede dirigirse para renovación? Lo que está en el núcleo, el centro de su ser? Tome algún tiempo para dar un paso hacia atrás y pensar en lo que es verdaderamente importante para usted. Mirar más allá del clamor de la actividad diaria de los temas universales de la vida. Elija un inspirador libro, escuchar a algunas personas música selecta, dar gracias por el don maravilloso de la vida y la salud. Cada aspiración que toma ud. es un milagro. Cada mañana es el principio del resto de tu vida; un regalo de Dios. Religión no es una pieza de información para la mente. Es una forma de vida, lo que incluye todo lo que somos, todo lo que hacemos, todas nuestras esperanzas y aspiraciones, todos los momentos de nuestras vidas.

2. Aire fresco - Génesis 1:6, 7

"Los pulmones están constantemente lanzando las impurezas, y tienen que estar constantemente alimentado con aire fresco." *Ministry of Healing (El ministerio de curación),* Pacific Press Publishing Association, Ellen White, p 274.

Durante la mayor parte de la historia escrita, parece que las personas que se han tomado aire fresco. Sin embargo, con el advenimiento de la revolución industrial, seguido por la actual preocupación por contaminación exterior e interior, el aire fresco se ha convertido en una mercancía más valoradas. El aire está compuesto por aproximadamente 20 por ciento de oxígeno. Toma aproximadamente 9 por ciento para sostener la vida humana, en la actualidad hay grandes ciudades de ESTADOS

UNIDOS cuyo contenido de oxígeno es de 12 por ciento. Aire fresco es químicamente diferente a la re-distribución del aire en el interior que la mayoría de las personas respiramos. Aire fresco de alta calidad es en realidad electrificado. La molécula de oxígeno tiene carga negativa o "negativamente ionizado." Este oxígeno cargado negativamente da lugar a una serie de beneficios; una mejor sensación de bienestar, aumento de la tasa y la calidad del crecimiento de las plantas y los animales, mejorar la función de la protección de los cilios pulmonares, tranquilizantes y relajación (una reducción en la ansiedad), disminución de la temperatura corporal, baja frecuencia cardíaca en reposo, disminución de la supervivencia de las bacterias y los virus en el aire, mejorar el aprendizaje en los mamíferos, y una menor severidad de las úlceras de estómago.

Aire Contaminado está generalmente lleno de iones positivos. Es comúnmente encontrados en las lavanderías, autopistas, aeropuertos, y a puerta cerrada, zonas mal ventiladas, como casas y oficinas laborales, etc. sin aire, muere el hombre. El aire es la necesitan con más frecuencia de los elementos vitales para el hombre y los animales. Uno puede vivir durante días sin agua, y a lo largo de semanas sin alimentos, pero le priva de aire una persona morirá en cuestión de minutos. Cada vez más, estamos descubriendo que el salto cuántico en industria estadounidense no sólo ha llevado a resultados positivos, como por ejemplo, un mayor nivel de vida, pero también muy negativas, como la contaminación de nuestro medio ambiente. Contaminación del Aire es especialmente insidiosa. Millones de personas padecen de una gran variedad de alimentos que son causados en parte por un suministro insuficiente de oxígeno. El problema es que la mayoría de la gente no respirar correctamente, y esto debilita su salud continuamente.

"Con el fin de tener buena sangre, debemos respirar bien. Llena, inspiraciones profundas de aire puro, que llenan los pulmones con el oxígeno, y purificar la sangre es fundamental. Imparten un color brillante y enviarlo de una corriente vivificante a cada parte del cuerpo. Una buena respiración calma los nervios, estimula el apetito y hace que la digestión es más perfecta; y sonido que induce, sueño reparador. Si un suministro insuficiente de oxígeno, la sangre se mueve con dificultad. Los residuos, tóxicos, lo que debería ser lanzado en las exhalaciones de los pulmones, se mantiene, y la sangre se vuelve impura. No solamente a los pulmones, pero el estómago, el hígado y el cerebro son afectados. La piel se vuelve aburrido, la digestión se retarda; el corazón está deprimido; el cerebro nublado; los pensamientos son confusos y pesimismo se posa sobre los espíritus; todo el sistema pasa a ser "pisado" e inactivo y peculiarmente susceptible a la enfermedad." *Ministry of Healing (El ministerio de curación)*, Pacific Press Publishing Association, Ellen White, p 272-273.

Junto con las técnicas de respiración inadecuada, "muchos profesionales de la salud también creen que el actual aumento de problemas de respiración está vinculada a la contaminación. Tendemos a pensar que la respiración como simplemente tener en el aire. Pero ese es sólo el primer paso. Los pulmones también deben ser capaces de absorber el oxígeno del aire inhalado. A continuación, usted debe ser capaz de expulsar el dióxido de carbono de los pulmones para hacer lugar para el siguiente lote de aire. Cuando alguno de estos pasos, problemas respiratorios. Usted tose, el estrangulador, sibilancias y jadeo; desarrollar el asma, la bronquitis y el enfisema, y finalmente mueren.

Cuando los pulmones no están funcionando en su máxima capacidad y te es difícil respirar, por lo que no se puede expulsar el dióxido ni entregar la cantidad óptima de oxígeno al cuerpo. Esto puede causar que su cuerpo para apagar el sistema." *Journal of Longevity*, vol. 9/No 7, p. 3, 5.

Cada célula de su cuerpo debe recibir un suministro constante de oxígeno o se debilitan y mueren. Pero que el aire debe ser fresco con el fin de ayudar a la mayor. Cuando usted respira aire contaminado o viciado, el suministro de oxígeno es insuficiente para mantener las células sanas y fuertes. Aparte de oxígeno del aire que usted respira, mueren en pocos minutos. "El aire es la bendición del cielo libre, calculada de electrificar todo el sistema. Sin que el sistema se llena de enfermedad y inactivos, lánguida y débil." *Testimonies for the Church (Testimonios para la Iglesia)*, Tomo 1, Pacific Press Publishing Association, Ellen White, p 701.

"Aire Fresco será mucho más beneficioso para los enfermos de los medicamentos, y es mucho más esencial que sus alimentos... Miles de personas han muerto por falta de agua pura y aire puro, que podría haber vivido." *Counsels on Health (Consejos sobre la salud)*, Pacific Press Publishing Association, White, p 55.

El cuerpo humano funciona con oxígeno. Asegúrese de que el obtener suficiente mediante el ejercicio, mantener la casa bien ventilada incluso en invierno, y las pausas con frecuencia para tomar respiraciones lentas y profundas. Coloque una mano sobre su pecho y el otro en el estómago. Respire normalmente por un unos pocos momentos, observando el movimiento de cada lado al inhalarlo. Qué mano sube más espectacular? Si es el que está en el vientre, y felicítese. La respiración tiene una excelente técnica. Pero si se trata de la mano en el pecho, es mejor tomar una respiración profunda, aunque probablemente no. Que vas a respirar mal. Para respirar correctamente, pruebe este sencillo ejercicio de respiración.

Se activará y actualizar. Pararse o sentarse con la espalda recta. Exhala profundamente a través de la boca. Ahora, obtienen el aire en los pulmones. Al igual que ustedes, me imagino que va derecho hacia abajo en el abdomen, el llenado. Siente cómo tu estómago ampliar a medida que inhala. Cuando los pulmones están llenos, comienzan a expirar. La duración es un poco más de exhalar que inhalar. Apretar los músculos del estómago como usted empuje suavemente el último bit de salida de aire. Repita el proceso, lentamente, cinco o seis veces, varias veces al día. La fresca brisa de la mañana es mejor, si es posible paso al aire libre en el aire fresco.

También puede lavar su cuerpo con oxígeno por ejercicio. Actividad abre los vasos sanguíneos y las velocidades de oxígeno los glóbulos rojos cargados en sus rondas. Y recuerde, las plantas de interior. Colocar al menos una planta por cada 100 pies cuadrados de espacio interior se recomienda.

Las plantas vivas no sólo comen muchos contaminantes tóxicos y refrescar el aire con oxígeno; probablemente en algunos extra deslizamiento iones negativos. Recuerdo a una comida de alto contenido en grasas reduce la capacidad de la sangre para transportar oxígeno. Le recomiendo leer el libro titulado " ¿Por qué es fresco el Aire Fresco? Por el Dr. Bernell Baldwin.

3. Agua pura - Génesis 2:10 "y un río se fue fuera del Edén para regar el huerto, y de allá se separaron, y se convirtió en cuatro cabezas".
"En la salud y en la enfermedad, el agua pura es una de las bendiciones del cielo. Su uso adecuado promueve la salud. Es la bebida que Dios proveyó para saciar la sed de los animales y el hombre. Bebe libremente, que ayuda a suplir las necesidades del sistema, y le ayuda a resistir a la enfermedad." Consejos sobre el régimen alimenticio, Review & Herald Publishing Association, Ellen White, p 419.

El cuerpo humano es de aproximadamente un 80% de agua. ¿Por qué es incoloro, insípido, calorías y sal y por lo tanto es absolutamente necesario? La respuesta reside en la fisiología del cuerpo. Es el lubricante que hace que todo lo demás. Es el agua que transporta el fármaco de venta con receta, hierbas, vitaminas, etc. a lo largo de todo el cuerpo para que se es necesario. Un trago de agua es exactamente lo que el cuerpo necesita para llevar a cabo todos los procesos de vida. El agua es un nutriente esencial que participa en cada una de las funciones del cuerpo. Que ayuda a transportar los nutrientes y productos de desecho en y fuera de las células. Es necesario que todos aparato digestivo, la absorción, el sistema circulatorio, excretor y funciones, así como para la utilización de las vitaminas hidrosolubles.

También es necesaria para el mantenimiento de la temperatura corporal. Al beber una cantidad adecuada de agua al día 50% de su peso corporal en onzas, mínimo de usted puede asegurarse de que su cuerpo tiene todo lo que necesita para mantener un buen estado de salud.

Beber suficiente agua al día para mantener la orina pálida. Sólo Nuestros riñones procesan aproximadamente 50 galones de fluido en un día. En un período de 24 horas, más de 8 litros de jugos digestivos en el tracto digestivo. Gran parte de esta agua se recicla una y otra vez por los riñones.

Pero de 4 a 6 vasos de agua al día, se pierde a través de la orina, los pulmones, la piel, las heces y el sudor. Por esta razón, si no mantener el agua potable, los riñones no pueden realizar su función, y las enfermedades de los riñones.

Si tiene la opción, cuando el agua potable de las tuberías, es mejor beber agua dura de agua blanda. El agua dura, lo que principalmente ha calcio y magnesio en el mismo, se baja la probabilidad de contraer enfermedades cardiovasculares y renales.

El Diario de American Medical Association para el mes de Octubre 7, 1974, informó el Condado de Monroe, Florida, donde, mediante la modificación de su fuente, la dureza del agua potable se aumentó dramáticamente a partir de 0,5 ppm a 200 ppm . "La tasa de mortalidad por enfermedad cardiovascular disminuyó de un alcance de 500 a 700 a un rango de 200 a 300, sólo cuatro años después de que el aumento de dureza del agua." curiosamente, usted puede comprar ablandar el agua equipos y suministros, pero nadie vende nada artificial endurecimiento. Agua dura resultados principalmente por la presencia de sales de calcio y magnesio en el agua, mientras que la suavidad es debido a la ausencia de estas sales. Estos dos minerales ayudan a proteger las aguas peligrosas de absorber minerales de la tierra o de los tubos.

"Cuando llegamos a la necesidad individual de agua, es fácil darse cuenta de que no hay duda de que el agua es nuestro más preciado mineral. Es el más esencial de todos los minerales de nuestro cuerpo. Un animal puede perder toda su grasa, cerca de la mitad de sus proteínas" -, pero si se pierde tanto como una décima parte de su agua, morirá. "- JonathanForman, M. D. , en "El agua y el hombre.

Los incontables millones de células dentro de usted están constantemente bañada en el agua. Y esto no es simplemente un proceso inmersión, sino una nueva lavadora actividad realizada en el torrente sanguíneo. Agua en la sangre aporta nutrición y oxigenación de los tejidos, y lleva de desechos.

"El resto, la libertad de care, la luz, el aire puro, agua pura, y una buena dieta, son todo lo que necesitan para hacer bien" *Selected Messages*, Bk II, Review & Herald Publishing Association, Ellen White, p 458.

"En la salud y en la enfermedad, el agua pura es una de las bendiciones del cielo. Su uso adecuado promueve la salud. Es la bebida, que Dios siempre para saciar la sed de los animales y el hombre.

Bebe libremente, que ayuda a suplir las necesidades del sistema, y ayudar a resistir a la enfermedad.

La aplicación externa del agua es uno de los más fáciles y más formas satisfactorias de la regulación de la circulación de la sangre. UN baño fresco o frío es un excelente tónico. Baños de Agua Tibia abra los poros, y, por tanto, ayuda en la eliminación de las impurezas, que es indispensable para mantener los niveles de toxicidad baja cuerpo. Los baños calientes y neutral calmar los nervios e igualar la circulación de la sangre.

Pero muchos nunca han aprendido por experiencia los efectos beneficiosos de la utilización adecuada del agua, y le tienen miedo. Tratamientos de agua no se valoran como se debería, y para aplicarlas con destreza requiere trabajo que muchos están dispuestos a realizar. Pero nadie debe sentirse dispensado de la ignorancia o la indiferencia de este tema. Hay muchas maneras en las que se puede aplicar agua para aliviar el dolor y la enfermedad.

Todos deben ser inteligente en su uso en tratamientos sencillos, que pueden aplicarse en casa. Las madres, en particular, deben saber cómo cuidar de sus familias, tanto de salud y enfermedad" *Ministry of Healing ministerio de curación*, Pacific Press Publishing Association, White, p 237.

"Toma con las comidas, el agua disminuye el flujo de las glándulas salivales, y cuanto más frío esté el agua, mayor es el daño al estómago. Agua helada o hielo limonada, ebrios de comidas, procederá a la detención digestión hasta que el sistema ha impartido suficiente calor en el estómago para que pueda realizar su labor" Review & Herald, White, 29 julio, 1884.

"La alimentación no debe ser regado; no es necesario beber con las comidas. Comer despacio, y permitir que la saliva de mezclarse con la comida. El más líquido es tomado en el estómago con la comida, más difícil es que la comida para digerir; para el líquido absorbido debe ser el primero… las bebidas calientes son debilitantes; y además, aquellos que se entregan a su uso se convierte en el hábito esclavos…no se debe comer en gran parte de la sal; dejar de embotellado encurtidos; mantener la comida picante ardiente de su estómago; comer frutas con las comidas, y la irritación que pide mucho beber dejará de existir. Pero si algo es necesario para saciar la sed, el agua pura, bebido poco tiempo antes o después de una comida, es todo aquello que la naturaleza requiere… El agua es el mejor líquido para limpiar el tejido" Review & Herald, White, 29 julio, 1884.

Dicho todo esto, una gran cantidad de información se ha publicado sobre el tema de la sangre y sus efectos sobre una variedad de estados de enfermedad. La investigación a menudo se publica bajo el título de "hemorheology." Este término proviene de "hemo", que se refiere a la sangre y "reología", que se refiere al estudio de las propiedades de flujo de materiales complejos. Entre las implicaciones de esta investigación es que agua potable adecuada combinación con otros aspectos de un estilo de vida saludable puede ayudar a retrasar o evitar una serie de enfermedades y sus complicaciones. Algunos de los beneficios que pueden resultar de la mejora en el flujo de la sangre causada por una mayor ingesta abundante de agua son: las complicaciones de la diabetes, accidente cerebrovascular, presión arterial alta, enfermedades del corazón, y síntomas de claudicación intermitente (dolor en las piernas debido a una obstrucción en los vasos sanguíneos pierna).

Muchas veces, las personas que sufren de dolor en la parte baja de la espalda cuando la mayoría de las veces es sus riñones gritando por más agua. La próxima vez que usted tiene una leve dolor en la parte baja de la espalda intente beber más agua y ver qué pasa. Recuerde que hay ocasiones en las que su cuerpo necesita más agua de lo habitual. Por ejemplo en los días de calor, durante el ejercicio físico, si tiene diarrea o fiebre, etc.

Toxicidad es una de las causas principales de un sistema inmune debilitado que llevó a cientos de enfermedades, lo que podría ser simplemente eliminados por agua potable.

Crear el hábito de beber abundante agua. Sistemáticamente a hidratar el cuerpo, uno debe tomar cuatro onzas de agua todas las horas. Copa en derivados, que uno a dos vasos de agua antes del desayuno, a media mañana y media tarde. Comenzar el día. La primera hora de la mañana tome un poco de ralladura añade un toque de limón. Natural de limón Real y de su hígado fueron hechos el uno para el otro. Pruebe a sustituir el café estimulación con un vaso de agua y la calidad vitaminas; también evitar los trastornos del sistema nervioso causados por la cafeína. Cuando tentados a los bocadillos entre las comidas debilitando el sistema digestivo, para llegar a un vaso de agua y beber abundantemente, habitual hambre pronto desaparece. Le recomiendo el libro " El Cuerpo de muchos gritos de Agua" por F. Batmanghelidg, M. D. , o vaya a . www.watercure.com

4. Nutrition-Genesis 1:29 "y dijo Dios: he aquí os he dado toda hierba de semilla, que está sobre la faz de toda la tierra; y todo árbol en que es el fruto de un árbol que da simiente, que será por la carne." En el momento de la creación Dios dio a la humanidad la mejor dieta posible para mantenerse en forma y fuerte. Su alimento básico era el de las frutas, nueces y granos, mientras que los vegetales se han añadido a la dieta después vino el pecado. "…Te comerán la hierba del campo." Génesis 3:18.

"Los alimentos que mejor oferta los elementos necesarios para la edificación del cuerpo. En esta elección, el apetito no es un seguro. Mediante hábitos equivocados de comer, el apetito se ha pervertido. A menudo, las demandas que deteriora la salud alimentaria y causa debilidad en lugar de la fuerza.

No podemos ser guiados por las costumbres de la sociedad. La enfermedad y el sufrimiento que en todas partes se sitúan en gran medida debido a los errores populares con respecto a su dieta" el ministerio de curación, Pacific Press Publishing Association, White, p 295.

Una buena nutrición es la base de una buena salud. Todo el mundo necesita los cuatro nutrientes básicos de agua, hidratos de carbono, proteínas y grasas, así como en vitaminas, minerales y otros micronutrientes. Mediante la elección de la forma más saludable de cada uno de estos nutrientes y comerlas en el equilibrio adecuado, que permitir a su cuerpo a funcionar a su nivel óptimo.

Es así de simple, el cuerpo humano necesita aproximadamente 88 nutrientes diferentes para ser saludables. La calidad de los alimentos que usted come determina la calidad de la sangre del cuerpo. En el primer Cirujano General de los EE.UU. Informe de 1984, titulado "Nutrición y Salud".

C. Everett Koop, M. D. declaró en forma inequívoca que la dieta occidental (triste Dieta Americana) fue el principal contribuyente a estas enfermedades.

Estas enfermedades son enfermedades del corazón, cáncer y accidente cerebrovascular y siete de cada 10 personas sufren y mueren prematuramente de ellas anualmente. Él confirmó que grasa saturada y colesterol, comer en cantidades desproporcionadas, son los principales culpables. Nos recordó que los productos animales son la mayor fuente de grasas saturadas, así como la única fuente de colesterol. Para agravar el problema, el Dr. Koop señaló que estos alimentos se consumen habitualmente a expensas de los complejos de alimentos ricos en hidratos de carbono, como cereales, leguminosas y hortalizas.

El riesgo de enfermedades del corazón en un hombre comer carne, huevos y productos lácteos es del 45 por ciento. El riesgo de un hombre que no come carne es de 15 por ciento. Sin embargo, el riesgo coronario de un vegetariano que no come carne, huevos y productos lácteos cae a sólo el 4 por ciento. En un editorial del Journal of the American Medical Association ha comentado en estas ventajas. Dijo, "UN total dieta vegetariana puede prevenir hasta un 90 por ciento de nuestros golpes y el 97 por ciento de los ataques cardíacos".

Va más allá de la prevención, en el 16 de diciembre de 1998, tema de la revista 'Journal of the American Medical Association (JAMA), que comienza en la página 2001, leemos lo siguiente: "Los cambios en el estilo de una intensa inversión de enfermedad coronaria." El artículo dice que "La Vida Corazón Estudio fue el primer ensayo clínico aleatorio para investigar si los pacientes ambulatorios pueden ser motivados a realizar y mantener amplios cambios en el estilo de vida y, en caso afirmativo, si la progresión de la aterosclerosis coronaria podría ser detenido o se ha invertido sin utilizar fármacos hipolipemiantes." Los resultados fueron increíbles, y debe ser una llamada de atención para todos aquellos que son serios acerca de salud óptima.

El grupo experimental (cambio de dieta y estilo de vida) los pacientes (20 de 28 o 71%) pacientes completaron 5 años de seguimiento y mantener un amplio los cambios en el estilo de 5 años, mientras que es habitual de grupo control (15 de los 20 pacientes, el 75% terminó 5-años de seguimiento) hizo más cambios moderados.

En el grupo experimental, el porcentaje promedio del diámetro de la estenosis en la línea disminuyó 1.75 puntos porcentuales después de 1 año (un 4,5 % mejora relativa y absoluta de 3,1 puntos porcentuales al cabo de 5 años (un 7,9 % mejora relativa). En contraste, el porcentaje promedio del diámetro de la estenosis en el grupo control aumentó en 2,3 puntos porcentuales al cabo de 1 año (un 5,4 % empeoramiento relativo) y de 11,8 puntos porcentuales después de 5 años (un 27,7 empeoramiento relativo).

Veinte y cinco eventos cardiacos ocurrió en 28 pacientes del grupo experimental frente a 45 eventos en 20 pacientes del grupo de control durante los cinco años de seguimiento.

Conclusiones :Más regresión de la aterosclerosis coronaria se produjo después de 5 años que después de un año en el grupo experimental. En contraste, en el grupo control, la aterosclerosis coronaria seguido progresando y más del doble de eventos cardiacos.

La intervención, que fue el que se utilizó durante la vida Corazón camino era un 10% de grasa, comidas íntegras, dieta vegetariana; ejercicio aeróbico; formación para la gestión del estrés; cese del tabaquismo; y el grupo apoyo psicosocial durante 5 años. Su médico ha compartido este informe con usted? Probablemente no porque la mayoría de los médicos los médicos no son vegetarianos y hasta hace poco sólo estaban obligados a tomar horas mínimas de nutrición, mientras que en la escuela de medicina. Consulte el apéndice G.

De SAD (Dieta Americana Estándar -- "Triste" por su siglo en Ingles) a GLAD (Dieta de Dios que Activa la Vida – "Contenta")

"No podéis beber la copa del Señor, y la copa de los demonios: no podéis ser partícipes de la Mesa del Señor, y de las tablas de los demonios." 1 Corintios 10:21 KJV.

Es vital entender que la palabra en Ingles, entre paréntesis, que significa comer (EAT) consta 3/5 o 60% de la palabra muerte – también en paréntesis (DEATH). "De manera que los hombres para comer. Y aconteció, que comiendo ellos de aquel guisado, dieron voces, diciendo: oh hombre de Dios, hay **muerte en la olla** . Y no lo pudieron comer" II Reyes 2:40 KJV.

La comida es vital para su salud. Que proporciona los bloques de creación para el crecimiento y la reparación y el combustible para la energía. Es un elemento clave en la duración y la calidad de vida.

Dieta deficiente contribuye al aumento de peso, las enfermedades cardíacas, el cáncer, y una multitud de otras enfermedades. Nuestros cuerpos son aquellos que se construyen a partir de los alimentos que comemos. Hay una constante ruptura de los tejidos del cuerpo; cada movimiento de cada órgano implica residuos, y este tipo de residuos se repara de los alimentos. Cada uno de los órganos requiere su cuota de la nutrición. El cerebro se suministra con su parte; los huesos, los músculos y los nervios demanda suya. Se trata de un maravilloso proceso que transforma los alimentos en sangre y utiliza esta sangre para construir las diversas partes del cuerpo; sin embargo, este proceso está ocurriendo continuamente, suministro de vida y fuerza cada uno de los nervios, músculos y tejido. Los alimentos deben ser elegidos que mejor para proporcionar los elementos necesarios para la edificación del cuerpo. "El que es fiel en lo que es menos es fiel también en gran parte" Lucas 16:10. ¿Cómo puede Dios confiar en usted con un cuerpo glorificado, cuando no se tenga cuidado de este cuerpo humano?

La triste dieta es alta en grasas y proteínas y baja en fibra y nutrientes. Debate Cristiano mientras que el valor de una dieta vegetariana, considere las restricciones ha puesto Dios en comer carne; "No más sangre en la carne 17:10 -14, sin grasa-7:23, y comer en dos días de Levítico. 19:7. Es la materia grasa: que da carne su sabor, y la sangre que le da el aspecto de todavía frescos en la propia tienda. Si realmente corta la grasa y la sangre que drena comiendo un producto similar a sacudidas. Línea de fondo, el animal se va a comer el mismo día o al día siguiente o que es una abominación, y que alma será cortada de entre su pueblo." Levítico. 19:6 -8. El hombre tiene que vivir de toda palabra que sale de la boca del Señor.

Estudio vincula los perros calientes al cáncer: " Los niños que comen más de 12 perros calientes un mes desarrollar leucemia más de 9 veces superior a la normal. Los niños que comían perros calientes una vez a la semana duplicar las probabilidades de los tumores cerebrales; dos veces a la semana se duplicaron, el grabador, 4 de junio de 1994. Carne líquida. La leche de vaca y otros productos lácteos son ricos en grasas saturadas y colesterol. La industria lechera ha expresado su contenido de grasa inteligente como un porcentaje del peso. Mediante este sistema, 2% de leche, que es 87% de agua por peso, suena como un producto bajo en grasa. Expresado como porcentaje del total de calorías, 2% de leche es de hecho 31% de materia grasa. Leche entera es de 49% de grasa, el queso es de 60-70% de materia grasa y mantequilla es 100% grasa. John A. McDougall, M. D., llamadas productos lácteos líquidos "carne", porque su contenido nutricional son tan similares. Comer alimentos con alto contenido de grasa contribuye al desarrollo de enfermedades del corazón, ciertos tipos de cáncer y accidente cerebrovascular – Los asesinos más mortíferos de los EE.UU. Proteína de la leche de los niños pueden confundir sistema inmune. La Diabetes y los bebés: un estudio reciente de la leche consumo concluyeron que el consumo de leche de vaca durante la infancia puede desencadenar diabetes juvenil. El estudio sugiere que el consumo de leche provoca destrucción de células pancreáticas productoras de insulina por parte del sistema inmunitario del cuerpo. El estudio fue llevado a cabo conjuntamente por investigadores en Toronto y en Finlandia. Un vínculo entre la diabetes y la leche de vaca se sospecha debido a que las poblaciones con altos índices de consumo de leche (como los finlandeses) también tienen altos índices de diabetes . También estudios de caso de los gemelos idénticos han demostrado que si un gemelo tiene diabetes tipo I, sólo hay un 50% de probabilidades de que el otro gemelo también. Ya que los gemelos idénticos tienen la misma información genética, esto sugiere que la diabetes no puede ser debido a la genética. Got milk? (¿Tienes tu Leche?) Obtener las alergias, asma, diabetes, cálculos renales, osteoporosis, y sinusitis. Karjalainen J. Martin JM, et al. A bovine albumin peptide as a possible trigger of insulin-dependent diabetes mellitus N Journal of Med 1992 Jul 30; 327(5):302-307.

Tryamine, que se encuentra abundantemente en el queso, vino y otros alimentos ricos, confunde las células cerebrales. Finberg JP, Seidman R, Better OS. Cardiovascular responsiveness to vasoactive agents in rats with obstructive jaundice. Clin Exp Pharmacol Physicol 1982 Nov-Dec; 9(6):639-643.

Ácido araquidónico, que se encuentra abundantemente en la carne, disminuye capacidad de lóbulo frontal. De hecho, el ácido araquidónico se encuentra casi exclusivamente en los productos de origen animal. Boksa P, Mykita S, Collier B. Arachidonic acid inhibits choline uptake and depletes acetylcholine content in rat cerebral cortical synaptosomes. J Neurochem 1988 Apr; 50(4):1309-1318.

Volver atrás y leer la sección sobre el lóbulo frontal del cerebro en la página 112, a continuación, pregúntese a sí mismo, Dios quiere que coma algo que impacta al único lugar en el cuerpo humano que nos comunica? Activar la vida de Dios es una dieta con bajo contenido de grasa y proteínas, y alta en fibra y nutrición. Estos incluyen frutas, nueces, granos y hortalizas, que son los únicos grupos de alimentos no vinculado a ninguna enfermedad importante.

Citas de famosos históricos vegetarianos:

"Nada *beneficiará la salud humana y aumentará las posibilidades de supervivencia de la vida tanto como la evolución hacia una dieta vegetariana.*" Albert Einstein 1879-1955.

"La edad promedio de un carnívoro es 63. Estoy a punto de 85 y aún trabajando como nunca.

He vivido bastante tiempo suficiente y estoy tratando de morir, pero simplemente no puedo hacerlo. Un solo filetes de ternera me habría acabado, pero no puedo llegar a tragar. Me siento oprimido con el temor de vivir para siempre. Esa es la única desventaja al vegetarianismo." George Bernard Shaw, antes de su 85o. Cumpleaños.

"Yo, desde una edad temprana, renunciar al uso de la carne, y llegará el momento en que los hombres como yo en el asesinato de los animales como ahora se ven en el asesinato de los hombres." Leonardo Da Vinci 1452-1519.

"Cada vez que me hieren a cualquier tipo de vida, tengo que estar bastante seguro de que es necesario. YO nunca debe ir más allá de las inevitables, no siempre en las cosas aparentemente insignificantes.
Que el hombre es una auténtica ética que se rompe un cristal de hielo, ya que brilla en el sol, las lágrimas no las hojas de un árbol." Albert Schweitzer.

En el año 1968 uno de los grandes pensadores de la 21. Siglo XXI, dos veces ganador del Premio Nobel Linus Pauling, acuñó el término Nutrición Ortomolecular. "Ortomolecular" es, literalmente, "en relación con el derecho molécula." Pauling propuso que para que el cuerpo del derecho moléculas (nutrición óptima) la mayoría de las enfermedades que hay que erradicar. Él llegó a decir: "cada uno de los elementos, toda enfermedad y toda enfermedad se puede remontar de nuevo a una deficiencia de minerales traza orgánicos." (afirmación categórica).

Linus Pauling para justificar su declaración, cito "es un hecho que el 99% de los estadounidenses son deficientes en minerales orgánicos porque "inorgánicos (es decir, tóxicos, sintético, muertos, inertes y productos químicos, pesticidas y herbicidas han destruido casi todos los críticos complejos orgánicos, elementos y minerales en el suelo." 74. Congreso, segundo período de sesiones en relación con minerales orgánicos (afirmación categórica).

C. Everett Koop, M. D. , Sc. D, dos veces Cirujano General de los Estados Unidos, elaboró el primer informe del Cirujano General sobre la nutrición y la Salud en 1988. Se basa en una exhaustiva revisión de la literatura científica. Llegó a la conclusión de que "la dieta exceso y desequilibrio" contribuyó de manera significativa a ocho de las principales enfermedades mortales en los Estados Unidos. El Dr. Koop destacó seis zonas donde exceso dietético y el desequilibrio fueron factores que contribuyeron a la muerte:

1. Dieta tiene una influencia decisiva sobre la salud.
2. Cinco de las diez principales causas de enfermedad y muerte están relacionadas con la dieta (enfermedad coronaria, cáncer, accidentes cerebrovasculares, diabetes y aterosclerosis).
3. Otros tres han sido asociados con una ingesta excesiva de alcohol (cirrosis del hígado, los accidentes y el suicidio).
4. Estas ocho condiciones representan cerca de 1,5 millones de los 2,1 millones de muertes en 1987.
5. Los excesos o desequilibrios dietéticos también contribuir a otros problemas como la hipertensión, la obesidad, las enfermedades dentales, la osteoporosis y las enfermedades gastrointestinales.
6. Ahora ya está claro que la dieta contribuye sustancialmente al desarrollo de estas enfermedades y la modificación de la dieta puede contribuir a su prevención y control.

Sólo para el hogar, voy a citar otra fuente confiable. La Organización Mundial de la Salud (OMS) encargó a un panel de expertos en nutrición de todo el mundo.

El resultado, un 200-página documento técnico titulado, "Dieta, nutrición y prevención de enfermedades crónicas", fue publicado en 1990. Además, un resumen ejecutivo fue publicado en 1991. Llegó a la conclusión: investigación médica y científica ha establecido vínculos claros entre factores dietéticos y el riesgo de desarrollar enfermedad de la arteria coronaria, hipertensión, accidente cerebrovascular varios cánceres, osteoporosis, diabetes y otras enfermedades crónicas.

Por último, voy a compartir la información producida durante la China Estudio. Basándose en los resultados del proyecto en las zonas rurales de China, sino que va mucho más allá de los resultados, la China detalles del estudio la relación entre nutrición y enfermedades del corazón, diabetes y cáncer. El informe también examina la fuente nutricional de confusión producida por poderosos grupos, entidades de gobierno, científicos y oportunistas. El New York Times ha reconocido el estudio (China-Oxford - Cornell dieta y salud Proyecto) como el "Grand Prix de la epidemiología" y la "más completa jamás realizada gran estudio de la relación entre la dieta y el riesgo de desarrollar la enfermedad."

En 1995, la revista Time presentó al mundo fito-químicos. Hoy en día, más de 100.000 de esos nutrientes que combaten enfermedades se han descubierto en el sector de las frutas y hortalizas. La agricultura, especialmente en agricultura ecológica, es un componente integral del programa de bienestar. Frutas y verduras están cargados de compuestos llamados fitoquímicos y antioxidantes que ha demostrado reducir el riesgo de cáncer y lucha contra otras enfermedades. Tan sólo hace veinte años, se puede descartar la dieta y la nutrición enlace a un nivel óptimo de salud, pero hoy con todos los datos científicos disponibles, sólo acelerar su muerte haciendo caso omiso de él.

5. Templanza: Génesis 2:16, 17 y mandó Jehová al hombre, diciendo: "De todo árbol del jardín podrás comer, pero del árbol del conocimiento del bien y del mal, no comerás; porque el día que de él comieres ciertamente morirás sin duda." Pablo nos dice que los "Cada hombre del que pleitea por el dominio es templado en todas las cosas" I Corintios 10:25.

"Con el fin de preservar la salud, temperancia en todas las cosas es necesario; templanza en el trabajo, templanza en el comer y el beber" *How to Live (cómo vivir),* Pacific Press Publishing Association, E. White, pág. 57.
"La verdadera temperancia nos enseña a abstenernos por completo de lo que es perjudicial para utilizar con prudencia y sólo saludable y nutritiva de los alimentos", Health Reformer, Review & Herald, White, 1 Abril, 1877.
"Qué tu moderación sea conocido a todos los hombres" Filipenses 4:5.
Fue noticia de primera plana: Zanahorias puede prevenir cáncer de cabeza y cuello. Nuevas investigaciones sugieren que comer cinco o seis de los tubérculos crujiente un día parecía invertir la leucoplasia de una lesión precancerosa que ocurren en la boca y la garganta. Un amigo mío con prontitud adquirido una máquina que gira las verduras frescas en zumo. Comenzó a beber cinco o seis libras de jugo de zanahoria al día!
Es cierto que las verduras son una parte importante de una dieta saludable. También es cierto que son cada vez más valorados en su papel en la prevención de las enfermedades. Mi amigo el cuerpo finalmente se rebelaron. Su piel de un color amarillento enfermizo. Temiendo la hepatitis, acudió al médico. Explicó que las zanahorias contienen un tinte amarillo-anaranjado conocido como beta-caroteno. El cuerpo maneja cantidades razonables de esta sustancia, pero cantidades excesivas se acumulan en el hígado, la piel y las membranas mucosas, el color de la zanahoria.
Las zanahorias y otras frutas y verduras amarillas son ricas en beta-caroteno, que el organismo convierte en vitamina A, también es una sustancia que parece proteger al cuerpo contra ciertos cánceres. Las vitaminas se pueden dividir en dos tipos básicos, que son aquellos que son hidrosolubles (solubles en agua) y las que son liposolubles (solubles en grasa). Vitaminas hidrosolubles (complejo B y C) no son un motivo de especial preocupación, porque un exceso de las cantidades por lo general se puede lavar a través de los riñones. Pero las vitaminas liposolubles (A, D, E y K) son otra historia. El exceso no puede eliminarse como se usa.
En cantidades excesivas, vitamina A comienza a actuar como una toxina (veneno) y puede causar dolores de cabeza, dolor en las articulaciones, piel dañada, y la pérdida del cabello.

Debido a su potencial toxicidad, las leyes limitan la cantidad de vitamina A y otras vitaminas solubles en grasa que se pueden poner en los suplementos. Beta-caroteno al parecer no tiene límites. Cuando el cuerpo recibe beta-caroteno puede hacer más rica en vitamina A, ya que las necesidades y utilizar el resto de otras maneras. Es por esta razón que la tendencia estos días es la de sustituir beta-caroteno en vitamina A en vitamina tabletas y cápsulas. Esta distinción es importante porque muestra cómo el cuerpo usa los alimentos. Las vitaminas, los minerales y otros nutrientes en alimentos naturales ocurren exactamente en el derecho las formas para que el cuerpo utilice. Que puede escoger y elegir lo que necesita. Pero cuando consumimos un alimento o nutriente en exceso, o alterar la composición de los alimentos, el equilibrio puede ser alterado.

Este es un mensaje difícil para el mundo de hoy. Las personas que lo hacen casi todo lo que necesita para el exceso de comer demasiado, beber demasiado, demasiado humo, gastar demasiado, demasiado. Moderación es casi tan popular como saludable. También entonces, vivimos en una sociedad instantánea con una solución rápida de mentalidad, y es difícil aceptar que la salud no es una realidad. El cuerpo humano es capaz de tolerar los excesos de un tipo u otro para un largo tiempo, incluso seis libras de zanahorias al día! Pero el fondo de la cuestión es que, no sólo en lo que comemos, pero en total de nuestra vida, es la clave de la salud y la felicidad duradera. Demasiado de una buena cosa es una cosa muy mala cuando es tu salud. Sentido Común y la moderación va a hacer más de lo que cualquier salud fad o cura milagrosa. Equilibrio es la clave para una buena salud y aprender a aplicarla en todas las áreas de su vida.

"Nunca he visto a una persona que murió de edad avanzada. De hecho, no creo que nadie ha muerto nunca de la vejez. A la muerte de la tercera edad, significa que todos los órganos del cuerpo se había desgastado en forma proporcional, simplemente por haber sido utilizado demasiado largo. Esto nunca es el caso. Invariablemente mueren debido a que una parte vital ha desgastado demasiado pronto en proporción al resto del cuerpo. Siempre hay una parte que lleva a cabo en primer lugar y restos de naufragios toda la maquinaria humana, simplemente porque las otras partes no puede funcionar sin ella. La lección parece ser que en la medida en que el hombre puede regular su vida por las acciones voluntarias, que debe tratar de igualar presión en todo su ser. El cuerpo humano-como los neumáticos de un coche o una alfombra en el suelo, se desgasta más larga cuando se desgaste uniforme." - Dr. Hans Selye.

6. Ejercicio: Génesis 2:15 "y Dios al hombre y le puso en el huerto de Edén, para que lo labrara y lo guardase." "El más hacemos ejercicio, mejor será la circulación de la sangre. Son más las personas que mueren por falta de ejercicio que a través de la fatiga; muchos más óxido de desgaste. Aquellos que acostumbrarse a un adecuado ejercicio al aire libre en general, tendrá una buena circulación y vigoroso." *Counsels on Health Consejos sobre la salud,* Pacific Press Publishing Association, pág. 173, Elena G. de White.

"Ejercicio por la mañana, al andar en el aire libre, estimulante del cielo, o cultivar las flores, pequeñas frutas y verduras, es necesaria para una saludable circulación de la sangre. Es la defensa más segura contra los resfriados, la tos, la congestión del cerebro y los pulmones, inflamación del hígado, los riñones y los pulmones, y cientos de otros enfermedades." *My Life Today (Mi Vida Hoy),* Review & Herald Publishing Association, pág. 136, Elena G. de White.

La calidad de vida en su edad madura depende en gran medida de la manera así que cuida de tu casa (el cuerpo) cuando es joven, ya que se tiene que vivir en él cuando llegues a viejo. Para mantener un nivel óptimo de salud y juventud que necesita una equilibrada combinación de ejercicio y la nutrición adecuada. Ejercicio regular mejora la digestión y eliminación, aumenta la resistencia y los niveles de energía, promueve masa corporal magra y quemar grasa y reduce el colesterol en la sangre. Ejercicio también reduce el estrés y la ansiedad, que son factores que contribuyen a que muchas enfermedades y condiciones. Además de los beneficios físicos, los estudios han demostrado que el ejercicio regular eleva ánimo, aumenta sensación de bienestar, y reducir la ansiedad y la depresión.

Dios diseñó mecanismos que la vida debe ser en la actividad diaria, ya que de esta actividad o movimiento es preservar su poder. Acción es la ley de nuestro ser. Inactividad es una fructífera caso de enfermedad. Ejercicio acelera e iguala la circulación de la sangre, pero con la ociosidad la sangre no circula libremente, y los intercambios de los que son tan necesarias para la vida y la salud no tienen lugar. No hay ningún ejercicio que puede tomar el lugar de a pie. A pie en todos los casos en la medida de lo posible. Es el mejor remedio para los órganos enfermos, porque en este ejercicio todos los órganos del cuerpo se pongan en práctica. Este no es el caso de la mayoría.

Para tener un nivel óptimo de salud, tiene que tener una perfecta circulación del sistema circulatorio, por lo tanto el oxígeno, el agua y la nutrición puede llegar a todos los órganos del cuerpo, especialmente en los órganos vitales, es decir, el cerebro, hígado, colon, corazón, etc. "Lo que tendría que ir un largo camino para encontrar algo tan bueno como el ejercicio físico como una fuente de la juventud.

Y que no tenga que dejar correr maratones para cosechar los beneficios. Poco más de una rápida caminando durante 30 minutos a la vez, tres o cuatro veces a la semana puede proporcionar diez años de rejuvenecimiento" El Dr. Roy J. Shepard, Universidad de Toronto. Echa un vistazo a los hechos. La dicha "úsalo o piérdalo" no sólo se aplica a los músculos y los huesos sino también de los corazones, los pulmones, el cerebro, los vasos sanguíneos, las articulaciones y a cualquier otra parte del cuerpo. Un estilo de vida sedentario es una ruta directa a una tumba prematura. Inactividad nos mata - literalmente! Una fuerte herencia genética ayuda a algunas personas sobreviven increíbles diferencias. Pero sólo viven ya no es hoy la única preocupación.

La preocupación hoy también incluye calidad de vida y de la energía, la fuerza y la salud, a ir con ella. He compartido con cada uno de mis hijos, que como ya he jugado a juegos como etiqueta, escondite, y capturar la bandera con ellos, mi meta es hacer lo mismo con mis nietos.

Ejercicio nos ayuda a sentirse bien! Vida se convierte en más diversión, y el alto que se incluye en el ejercicio no le defraudará. Por otra parte, las hormonas producen el ejercicio alto están demostrando ser promotoras de la salud, así como también. Ejercicio fortalece el corazón. Esto es importante en una cultura en la que cada segundo persona muere de enfermedades cardíacas y vasculares. Ejercicio disminuye la presión arterial y frecuencia cardíaca en reposo, proteger el corazón y los vasos sanguíneos. Ejercicio disminuye los niveles de colesterol LDL en la sangre y que, a menudo, genera colesterol HDL, disminución de riesgo vascular y cardíaco. (LDL es la parte mala de colesterol HDL la parte buena.). Ejercicio fortalece los huesos, ayudando a conservar el calcio y otros minerales. Ejercicio ascensores depresión. Ejercicio al Aire Libre es una de las herramientas más valiosas para la lucha contra esta enfermedad común y desactivación. Ejercicio alivia ansiedad y estrés. En nuestro ser apresurado, presionados sociedad, la actividad física está demostrando ser un antídoto eficaz. Ejercicio aumenta la energía y la eficiencia en todos los ámbitos de nuestras vidas. Ejercicio ayuda a mantener los niveles peso deseable. Que forma los músculos y quema grasa. Ejercicio moderado reduce apetito al aumentar temporalmente los niveles de azúcar en la sangre. Ejercicio mejora la circulación, lo que hace más clara mente, mejor sueño, y una curación más rápida de zonas del cuerpo.

Si usted tiene problemas de salud, o tienen problemas de sobrepeso, antes de iniciar cualquier nueva rutina de ejercicios, consulte con su médico. Sabe que su zona de ritmo cardíaco objetivo y permanecer dentro de ella. Escoja ejercicios que son divertidas y agradables de usted y hacer ejercicio por lo menos tres veces a la semana durante un mínimo de 20 a 60 minutos.

"El ejercicio ayuda a los dispépticos, dando los órganos digestivos un tono saludable. Dedicarse en profundidad estudio o ejercicio violento inmediatamente después de comer, dificulta el proceso digestivo; para la vitalidad del sistema, que es necesaria para llevar a cabo el trabajo de la digestión, es llamado a otras partes. Pero un paseo después de la comida, con la cabeza erguida y los hombros hacia atrás, el ejercicio moderado, es un gran beneficio. La mente se desvía de la libre a las bellezas de la naturaleza. Al menos el se llama la atención sobre el estómago, el mejor. Si usted está en constante temor de que la comida va a hacer daño, seguramente. Olvidar los problemas; algo alegre." *Counsel on Diets and Foods (Consejo sobre el Régimen de dieta y los alimentos), la fisiología de la digestión,* Pacific Press Publishing Association, pág. 103, Elena G. de White.

7.   Descanso: Génesis 2:3 "y Dios...descansó de toda su obra que Dios creó y realizado." y él les dijo: "Venid vosotros aparte a un lugar desierto, y descansad un poco: porque eran muchos los que iban y venían, y que no tenían lugar de comer", Marcos 6:31.

Descansar es lo que la familia humana necesita; descanso físico, mental y espiritual. "El estómago, cuando se acuesta a descansar, debería tener su trabajo hecho, que puede disfrutar de descanso, así como otras partes del cuerpo. El trabajo de la digestión no debe ser realizada a través de cualquier período de las horas de sueño. Después de que el estómago, el cual ha sido sobrepasada, ha realizado su tarea, que se ha agotado, lo que provoca desmayos. Aquí muchos son engañados, y creo que es la falta de alimentos que produce esos sentimientos, y sin que el estómago tiempo para descansar, tomar más alimentos, lo cual por el momento elimina el desmayo. Y más el apetito es distraído, más se clama por su satisfacción. Este malestar es, en general, el resultado de comer carne, y comer con frecuencia y mucho. El estómago se vuelve cansado de ser constante en el trabajo, la eliminación de alimentos no saludables.

No tener tiempo para el descanso, los órganos digestivos se ha debilitado, por lo tanto el sentido de "agotamiento", y el deseo de consumo frecuente. El recurso, requieren, es comer menos a menudo y con menos abundantemente y estar satisfecho con claros y sencillos alimentos, comer dos veces, o, a lo sumo, tres veces al día. El estómago debe tener sus períodos ordinarios de trabajo y descanso, y por lo tanto comer irregular y entre las comidas, a la más nefasta violación de las leyes de la salud. Con hábitos regulares y alimentación adecuada, el estómago se recuperarse gradualmente." *Counsel on Diets and Foods (Consejos sobre el régimen alimenticio),* Review & Herald Publishing Association, pág. 175, Elena G. de White.

Con esta declaración, usted entra en conflicto directo con la Asociación de Lucha contra la Diabetes que enseña refrigerios entre comidas para mantener (gestionar) niveles normales de azúcar en la sangre si hipo-glucemia. Como se mencionó anteriormente en la sección sobre el autor, p. 2, en el año 1982, mi nivel de azúcar en la sangre fue tan alto como 206 y tan bajo como 39, consulte el apéndice A, prueba de tolerancia a la glucosa, Rickey Lee. No fue hasta que leí el libro " Counsels on Diets and Foods

(Consejos sobre dietas y alimentos)", y en particular la cita de arriba que me he tomado la palabra a Dios y comenzó a aumentar la cantidad de tiempo entre las comidas. Por supuesto, esto requiere un cambio en la dieta, no más comida chatarra, alimentos procesados, etc. no fue hasta que me incorpore granos enteros, nueces, frutas y verduras en la dieta, junto con las hierbas para ayudar a curar mi páncreas y otros remedios naturales. Dios bendijo mis esfuerzos y hoy me tienen 3 días, 7 días y 10 días agua y/o jugos rápida y limpia y programas de desintoxicación sin tener azúcar en la sangre.

Venga a descansar un rato. Es uno de Dios especiales de recuperación de los recursos, y es sólo para usted, ahora mismo. Vamos a ver y aprender acerca de esta importante necesidad de la vida y las bendiciones que el descanso puede traer, las bendiciones que puede mucho. Diarios del sueño es un bien escaso con muchos estadounidenses. Las investigaciones sugieren los bebés recién nacidos duermen de 16 a 20 horas al día. Mientras que los niños pequeños necesitan 10 a 12 horas. Los adultos por lo mejor de siete a ocho horas de sueño por noche.

En los Estados Unidos, no es raro que la gente para poner en un período de siete días. La evidencia médica sugiere que puede haber tanto a largo como a corto plazo consecuencias a tal práctica. Al igual que el cuerpo tiene un reloj diario natural llamado ritmo circadiano, también tiene un reloj semanal llamado ritmo circaseptan. Ritmos circaseptanes son sólo eso: ritmos corporales que se ejecutan alrededor de siete días de duración. Investigaciones Médicas han demostrado tales ritmos en relación con una gran variedad de funciones fisiológicas. Algunos de los que han sido identificados incluyen frecuencia cardíaca, los suicidios, las hormonas naturales en la leche materna humana, la inflamación después de la cirugía, y el rechazo de órganos trasplantados. Muchas culturas han experimentado con un ciclo semanal, y en particular en Francia durante la Revolución Francesa, ir a un 7-día semana de trabajo con resultados desastrosos. Otros han señalado que una razón de mayor peso aún para la existencia del ciclo semanal: esta es la manera en que Dios nos creó. De hecho, en el libro del Génesis, el período de siete días ciclo semanal se describe como parte del diseño de Dios en la creación.

Usted puede tomar un día de siete y el resto para la salud física, pero el Sábado del séptimo día es necesaria para la salud espiritual. "No nos hagamos obra, por tanto, a entrar en aquel reposo, para que nadie caiga en el mismo ejemplo de la incredulidad." Hebreos 4:11.

Algunas personas en sus vidas al igual que otros comer de más. Para dormir mejor, trate de tomar descansos frecuentes durante la jornada.

Caminar, tomar agua, tomar algunas respiraciones profundas. Diariamente de 30 a 60 minutos de ejercicio activo. Mantener un horario regular como posible para ir a la cama, levantarse, comer, y hacer ejercicio. El cuerpo florece de ritmos. Comer la cena por lo menos cuatro horas antes de acostarse. Un estómago vacío descanso sea más propicio a la calidad. Trate de tomar un baño con agua tibia aproximadamente una hora antes de acostarse. Es una ayuda técnica de relajación.

Su último pensamiento del día debería estar llenando su mente con gratitud, el día de acción de gracias, y alabando a Dios. Una clara conciencia y mente agradecido son la mejor almohada para dormir.

"Como no somos nuestro propio, como hemos sido comprados por precio, es el deber de toda persona que profesa ser cristiano para mantener sus pensamientos están bajo el control de la razón y nos obligan a estar alegre y feliz. Sin embargo amargo puede ser la causa de su dolor, debe cultivar un espíritu de descanso y sosiego en Dios.

El descanso que es en Cristo Jesús, la paz de Cristo, cuán preciosa, cómo curar su influencia, cómo calmar a los oprimidos alma! Sin embargo oscuras sus perspectivas, que aman el espíritu de esperanza para el bien. Mientras que nada se gana por desaliento, es mucho lo que se pierde. Mientras que la alegría y una tranquila resignación y la paz, hacer felices a los demás y saludable, de la mejor manera posible en favor de uno mismo. Tristeza y hablando de cosas desagradables es alentador el desagradable las escenas, trayendo de vuelta a sí mismo el desagradable efecto. Dios quiere que olvidemos todos estos de no mirar hacia abajo, arriba, arriba!" mente, carácter y personalidad, Volumen 2 Sur Publishing Association, pág. 662, Elena G. de White.

8. Sol: Génesis 1:3, 4 "y dijo Dios: sea la luz: y fue la luz. Y vio Dios que la luz era buena; y Dios dividió la luz de las tinieblas."

"Los Inválidos demasiado a menudo privan de la luz solar. Este es uno de los agentes curativos. Es un método muy simple, por lo tanto no es un recurso de moda, para disfrutar de los rayos del sol de Dios y embellecer nuestros hogares con su presencia. Moda toma el mayor cuidado, para excluir la luz del sol de los salones y dormitorios de la caída y cierre las cortinas persianas, como si sus rayos son ruinosos para la vida y la salud. No es Dios quien nos ha traído a los numerosos problemas a los que los mortales son herederos.

Nuestra propia locura nos ha llevado a privarse de las cosas que son valiosas, de las bendiciones que Dios ha provisto y que, si se utiliza adecuadamente, son de un valor inestimable para la recuperación de la salud.

Si usted tiene todo su hogar dulce y atractivo, que brillantes con el aire y la luz del sol. Retire su pesadas cortinas, abrir las ventanas, lanzar las persianas, y disfrutar del rico sol, incluso si ser a expensas de los colores de sus alfombras. La preciosa luz solar puede desvanecerse sus alfombras, pero le dará un saludable color a las mejillas de los niños. Si usted cuenta con la presencia de Dios y tener seriedad, amor corazones, un humilde hogar luminoso con el aire y la luz solar, y alegre con el beneplácito de generosa hospitalidad, será la de su familia, y a los viajeros cansados, un cielo más adelante." *Testimonies for the Church (testimonios para la Iglesia)* Tomo II, el ejercicio y el aire, pág. 527, Elena G. de White.

Tierra es un solar mundo con 98 por ciento de su calidez proveniente de sol (el resto de calor geotérmico). Energía Solar levanta las nubes de lluvia, los vientos, las unidades y las chispas la fotosíntesis en las plantas, que se alimentan todos los seres vivos. Un milagro fábrica está en el trabajo justo debajo de la piel, y cuando los rayos ultravioleta del sol toca la piel, la fábrica consigue trabajo. Es un sistema más maravillosa, y sin él, no se podía mantener viva una hora. Hay millones de glóbulos rojos constantemente fluyendo a través vasos sanguíneos muy pequeños a lo largo de cada parte de la 3.000 pulgadas cuadradas de la piel. Y también hay pequeñas glándulas sebáceas justo debajo de la piel que bioquímicos llaman esteroles. Sol como las huelgas, las sustancias dentro de ellos, llamado ergo esteroles, son irradiados, se transforma en vitamina D. llevado a todas las partes del cuerpo, lo que le permite tener los huesos fuertes, dientes, uñas, y un gran beneficio para el corazón.

Todo lo que vive en el mundo depende de el sol. Sin sol, nada podría vivir. En 1877, dos investigadores, Blunt y Downes, descubrió que la luz solar puede destruir las bacterias dañinas. Hoy en día, se usa para tratar infecciones bacterianas. La luz solar en el cuerpo reduce drásticamente la hipertensión arterial, disminuye el colesterol, reduce excesivamente alta azúcar en la sangre, y aumenta las células blancas de la sangre. Sol en su cuerpo le baje su ritmo respiratorio y hacer que la respiración sea más lento, más profundo y más fácil. Su frecuencia cardíaca en reposo disminuirá, y después de hacer ejercicio, volverá a la normalidad más rápidamente. La luz solar aumenta la capacidad de la sangre para transportar oxígeno y llevarlo a los tejidos del organismo. Incluso una sola exposición a la luz ultravioleta de la luz solar, aumentará el contenido de oxígeno de la sangre, y este efecto continuará por varios días. Pacientes con asma bronquial, que apenas podía respirar, fueron capaces de inhalar libremente tras el sol. Es de interés que muchos de estos efectos beneficiosos de la luz solar se acentúan si una persona combina sol y con un programa regular de ejercicio físico.

En los últimos años, la melatonina, una hormona natural en el cuerpo, se ha encontrado que mejorar el sueño. Niveles de melatonina alcanza su punto máximo en los niños, luego cae lentamente y en forma constante a través de la vida adulta. Esto puede explicar por qué los niños duermen mucho mejor que las personas de más edad. El cuerpo regula minuciosamente producción de melatonina. El proceso es controlado en gran medida por el ciclo luz-oscuridad. Una óptima producción de la melatonina se produce sólo en la noche, en un ambiente oscuro. La glándula pineal, situada en el centro del cerebro, es el "reloj" que regula este proceso en el momento oportuno. La melatonina no se almacena en el cuerpo. Necesitamos una fuente liberal cada noche para dormir bien. Los estudios demuestran que la exposición diaria a la luz solar natural de la melatonina. Luz Artificial es un débil sustituto, así como suplementos manufacturados.

Limpieza: Deuteronomio 23:14. "Toda forma de suciedad tiende a la enfermedad. Muerte de gérmenes productores abundan en rincones oscuros y olvidados, en decadencia se niegan, en la humedad y el moho y debe. No deja residuos vegetales o montones de hojas caídas deberían ser autorizados a permanecer cerca de la casa a caries y veneno el aire. Nada impuro o el deterioro debe tolerarse en el seno del hogar. En los pueblos o en las ciudades consideradas perfectamente saludable, muchos una epidemia de fiebre se ha trazado a materia en descomposición sobre la vivienda de algún descuidado. Limpieza perfecta, mucho sol, mucha atención a los servicios de saneamiento en cada detalle de la vida en el hogar, es esencial para la libertad de la enfermedad y a la alegría y la fuerza de los reclusos de la casa. Una escrupulosa limpieza es esencial, tanto para la salud física y mental. Las impurezas son constantemente lanzados fuera del cuerpo a través de la piel. Sus millones de poros obstruidos rápidamente a menos que se mantienen limpias de baños frecuentes, y las impurezas que deben pasar a través de la piel se vuelven una carga adicional para eliminar los otros órganos y la mayoría de las personas que reciben beneficios de una fría o tibia baño cada día, por la mañana o por la noche. En lugar de aumentar la responsabilidad de tener frío, un baño, debidamente, fortalece contra el frío porque mejora la circulación; la sangre es llevada a la superficie, y una más fácil y regular el flujo. La mente y el cuerpo son similares fortalecido. Los músculos se vuelven más flexibles; el intelecto se hace más brillante. El baño es un chupete de los nervios. Baño ayuda a los intestinos, el estómago y el hígado, dando salud y energía a cada uno de ellos, y que favorece la digestión. Es importante que la ropa debe mantenerse limpio. Las vestiduras absorber los residuos asunto que pasa a través de los poros; si ellos no cambian con frecuencia y se lavan las impurezas se reabsorbe, Orientación Infantil, Elena White p. 108.

Digestión: Una de las claves de una salud óptima
"Usted puede hacer más por su propia salud y el bienestar de cualquier médico, cualquier hospital, cualquier tipo de droga, o alguna especie exótica dispositivo médico." Joseph Califano, Secretario de Salud, Educación y Bienestar.

¿Por qué es la digestión la clave para un nivel óptimo de salud? Comprensión anatomía y fisiología, sabemos que la digestión comienza en la boca y termina con el ano. Si en algún lugar a lo largo de todo el proceso digestión se rompe, establece el escenario para el pH, afectando a química del cuerpo que conduce a falta-bienestar, lo que se traduce en enfermedades. Si la digestión es lenta de un pH alto (6.8 o superior), las toxinas en el colon hasta que comience a penetrar en el torrente sanguíneo, afectando primero el hígado y los riñones, impregnando el resto de los órganos. Por último una vez que los órganos están completos, volcados al cuerpo las toxinas en las articulaciones y tejidos. El nivel de toxicidad suprime el sistema inmune, enfermedad que la penetración que necesita para tomar el control de su sistema. Si usted aprende acerca de su sistema digestivo del organismo y la manera de protegerla, usted tiene control sobre su salud. Si el pH del sistema digestión es de baja o ácido (6.2 o inferior), a continuación, los alimentos se descomponen demasiado rápido y mal-absorción conduce a la disminución de los órganos (falta-bienestar), estableciendo el escenario para la aparición de la enfermedad. A diferencia de la sangre el pH de 7.1 a 7.3 , el sistema de digestión pH tiene que ser 6.4 a fin de obtener una óptima digestión. Si usted sufre de gases, flatulencia, eructos, etcétera… el aparato digestivo pH está fuera de equilibrio.

¡El Dr. Carey Reams Tenía Razón!

El Dr. Carey resmas siempre advirtió que la urea alta es un factor de riesgo importante, en sí mismo para infarto de miocardio. (ataque cardíaco). Recientes investigaciones en el Colegio de Medicina Albert Einstein confirma el vínculo entre urea y la enfermedad del corazón. En el 10 de mayo de 2000 de la revista Journal of the American Medical Association, se informó que de ácido úrico en suero es un factor de riesgo independiente de muerte por enfermedad cardiovascular tras el ajuste para otros factores de riesgo asociados, como el tabaquismo, la edad, la raza, el índice de masa corporal, el colesterol y la hipertensión. La relación se observa tanto en hombres como mujeres, independientemente de su raza. Este hallazgo es enorme como el Dr. resmas fue molestado por la Asociación Médica Americana (AMA), y encarcelado en varias ocasiones por su atención de la salud las creencias. Sin embargo, la Facultad de Medicina Albert Einstein demuestra sus hallazgos de investigación, y el AMA no ha emitido una disculpa formal a las resmas familia.

Uno de los más sencillos y, sin embargo, el más eficiente en materia de costos formas en las que usted se puede proteger los miembros de su familia salud es aprender la teoría de resmas Biolã³gica como ionización aplicada a la Nutrición Humana. La ecuación perfecta para la salud perfecta es de 1,5 6,4 /6,4 6-7 .04 3/3. Nos vamos a centrar en los números 6.4 a 6.4 . El pH del sistema digestivo es diferente de los otros números de pH del cuerpo. El pequeño "p" se refiere a la actividad y la capital "H" se refiere a los iones de hidrógeno. La relación entre las pilas alcalinas y ácidos en una solución determina el valor del pH. Tendrá un efecto sobre la actividad de los iones de hidrógeno.

Los valores de pH no son una medida del volumen de alcalinos y ácidos, sino que es una indicación de la resistencia entre ellos. Técnicamente, el valor del pH es el logaritmo negativo de la concentración de iones de hidrógeno en una sustancia. No debemos olvidar los valores de pH no son una medida del volumen pero es una medida de resistencia entre los ácidos y álcalis. Dicho de otra manera, es una medida de la resistencia entre aniones y aniones, aniones y cationes, y cationes y cationes. La escala de pH 00 a 14. Ácido sulfúrico puro tiene un pH de 00 y calcio puro tiene un pH de 14. Iglesia ortodoxa en química, 7,00 es el punto neutro. los valores de pH por encima 7.0 se considera alcalino y valores de pH inferiores a 7,0 se considera ácido. Sin embargo, dentro de la química del cuerpo para la digestión, el punto muerto es 6.4 . Por encima de 6,4 se considera alcalino y por debajo de los 6.4 consideramos ácido. Nuestros puntos de referencia son diferentes, por lo que no hay que confundir los dos.

Ácido sulfúrico	Punto muerto	Alcalina	El calcio
ácido	X	X	Ca.
H2SO 4 0	6.4	7	14

La mejor oferta de minerales que tenemos en el cuerpo, la menor variación que se produzcan en el tel. Del mismo modo, menos los minerales en la química del cuerpo, más cambio que se producirá, y un pH mayor fluctuación. Las fluctuaciones también estará presente en las diversas sales minerales del cuerpo y los azúcares. Si el pH de la orina es de 6 a 9 de la mañana y a las 12 del mediodía es 7.5 , esto sería interpretado como una deficiencia de minerales. El mejor el funcionamiento de los distintos órganos del cuerpo, especialmente el hígado, y en una mejor mineralización del cuerpo, la menor variación y la fluctuación del pH se observa. Se va a cambiar gradualmente bajo tratamiento adecuado hasta que se llega a 6.4 , y este debe ser el pH no importa cuando la orina y la saliva. Con el fin de no tener que tomar sangre cada vez, el Dr. Carey resmas ideó esta fórmula para una correcta tel.

$$\frac{\text{pH de la orina} + 2 \text{ veces el pH de la saliva}}{3} = \text{pH en la sangre}$$

Hay un medidor de pH para medir la orina y la saliva. También hay papel de tornasol que medir el pH, el cual debe ser capaz de obtener en una farmacia. No obstante, consulte estas cintas medir a través de una amplia gama y que los incrementos de medición no son demasiado amplios.

Así que una cinta que mide una décima parte incrementos si es posible, y usted será capaz de ser mucho más precisos. Recuerde, la orina y la saliva se debe probar al mismo tiempo. No comer nada una hora antes de la prueba, o esperar dos horas antes de la prueba después de comer.

En resumen:

De lo que ha leído, es evidente que el pH debe mantenerse en 6.4 si se quiere tener la mejor salud. Sin embargo, para una salud óptima, los otros cinco números que componen química del cuerpo debe ser precisa. Una vez más, no estoy hablando sino ortodoxa química química del cuerpo. 1.5 Número de teléfono arriba indicado se refiere al azúcar en la sangre, el rango es de 1 a 2. con 1,5 es ideal. YO la 6,4 números. El 6-7 del número de referencia del contenido de sodio del cuerpo; el .04 número hace referencia a restos celulares del cuerpo; y los últimos dos números en la ecuación, 3 más de 3 se refiere a la urea. Está dividido en dos partes: nitrógeno nítrico y nitrógeno amoniacal. La urea números generalmente son analizado en su conjunto; el total de los dos números da lectura la urea. Si usted aprenderá los principios de química del cuerpo o ir a una restauración cristiana de la Salud Profesional que hace, de Dios y aplicar ocho leyes naturales de la salud y la confianza en el poder divino, el ejercicio, aire fresco, sol, descanso, dieta, el agua y la templanza, junto con los remedios naturales, y dejar el resultado con Dios, usted será bendecido por encima cirugía, quimioterapia y radiación.

Se ha insistido en que si el pH no es normal, la química del cuerpo carece de minerales, especialmente calcio y, por lo general en la forma necesaria para bajar el pH Las siguientes son las observaciones que puede ser útil para usted:

1. En cualquier momento en el que el pH varía de 6.4 , hay una deficiencia de minerales, especialmente calcio, y la enfermedad es alentado.
2. Cualquier persona distinta del rango normal necesita vitamina A.
3. B 12 se recomienda a un pH de 6,5 o menos, siempre.
4. Cuando el pH es demasiado bajo, la vitamina D es necesaria.
5. pH alto durante un período de tiempo, se pueden producir estreñimiento.
6. pH bajo o en el lado ácido puede producir diarrea.
7. La vitamina C (ácido ascórbico) se utiliza para reducir el pH cuando
es Demasiado alto.
8. Carbonato de calcio se pueden utilizar para aumentar el pH cuando es demasiado baja. Además, use un no-ácido ascórbico la vitamina C, cuando el pH es ácido.

9.   El bajo pH puede causar nerviosismo, irritabilidad, impaciencia, y, a veces, la depresión. Cuanto menor sea el pH, el más nervioso se convierte. Un análisis químico del cuerpo debe ser siempre parte de consejería matrimonial.

Ahora que estamos empezando a comprender la importancia de los procesos químicos del cuerpo, y el pH de los sistemas y disfruta del nuevo nacimiento sin experiencia y manejo de síntomas afecta, a fin de curar realmente.

Cómo hacer un nuevo yo, John 3:3

"La salud es una cuestión de elección, no es un misterio de oportunidad."
Robert A. Mendelsohn, M. D.

Los seres humanos están compuestos por unos 300 billones de células. De estas células, hay millones que mueren cada día y se sustituyen por una millones de células que nacen cada hora de cada día. La complejidad de las actividades celulares se puede entender mejor a la percepción de que sólo una célula hepática puede contener por lo menos 1.000 enzimas (una sustancia proteica) para ayudar y acelerar las reacciones que se producen en el índice de más de 1.000 veces por segundo. La célula es responsable de todo lo que ocurre en el cuerpo. Todo empieza en el nivel celular, como la salud y la enfermedad. "Si la fundación ser destruidos, ¿qué puede hacer el justo"? Salmos 11:3.

La célula tiene lo que se conoce como "inteligencia", y tiene la capacidad de muestra todo el cuerpo medio ambiente (interior todo terreno) y determinar qué tipo de materias primas y el líquido se necesitan y los transportan a ese sitio a ser utilizados. Las células también son sensibles a la consumo de mucho los alimentos refinados o procesados que puede alterar el equilibrio de potasio/sodio, arrojando la celda de equilibrio y lo que le hace muy complicado para controlar los líquidos y eliminar las toxinas eficientemente.

Cómo Crearse a Usted Nueva y Saludablemente

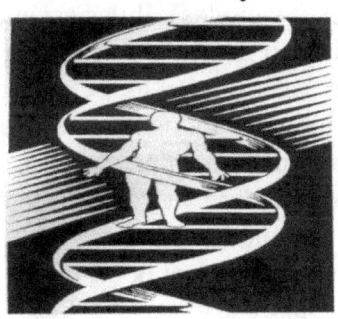

✓ Cada 90 días renovar las células de la sangre.
✓ Cada 3 años el tejido blando renovar.

✓ Cada 7 años tejido duro renueva.

La calidad de las nuevas que depende de:

✓ El estado de las paredes del intestino delgado.

✓ Biodisponibilidad de nutrientes.

✓ La calidad y la cantidad de los alimentos que comemos.

✓ La calidad y el tipo de suplementos que tomamos.

✓ El número de factores bioquímicos que afectan a nuestra eficiencia.

Como puede ver, el tiempo se convierte en un factor muy importante. Debemos ser pacientes con la naturaleza mientras seguimos haciendo las cosas correctas. El factor X es lo que hace la diferencia. A la edad de 20, tiene X cantidad de minerales para construir una celda; a los 40 años que lleva 2X; 60 años de edad que lleva 3X; a los 80 años de edad que lleva 4X. A la edad de 20, tiene 6 meses para restaurar la energía del cuerpo, a la edad de 40 a 12 meses; a la edad de 60 años, 18 meses; a los 80 años de edad, 24 meses, todas las cosas que son normales.

Las células no viven para siempre! Sustitución que continuamente son ellos mismos y la producción de nuevas células. Esto significa que usted está constantemente sustituir la vieja células con células nuevas y frescas. La importancia de esto es muy importante; sin embargo, la mayoría de la gente rara vez piensa dos veces antes de este fenómeno. Su cuerpo es en realidad renace pieza por pieza, o quizás debería decir celda por celda. Para esto es verdadera curación, la forma que tiene Dios de la curación sin medicamentos o efectos secundarios. Las células de la sangre son capaces de reemplazar a cada 90 días.

Estos son algunos de los más difíciles de las células del cuerpo y tienden a desgastarse más rápidamente que otras células. Sus funciones principales son para llevar el oxígeno a las células, para llevar a cabo las toxinas del cuerpo, y en la lucha contra los invasores que se aprovechan de los desequilibrios en la química del cuerpo. Las células de los tejidos blandos son capaces de reemplazar cada tres años. Esto significa que todos sus órganos, es decir páncreas, corazón, pulmones, hígado, riñones, etc, han renacido cada tres años, según el ciclo las células están en. Las células no se sustituyó a todas al mismo tiempo dentro del ciclo trienal; cada una de las células de un órgano se han sustituido. Las células de los tejidos duros renace cada siete años. Estos incluyen todos los huesos.

Cuando usted le da a su cuerpo la materia prima minerales, ocho de Dios siga las leyes naturales de la salud y el equilibrio el equilibrio químico del cuerpo, a continuación, las nuevas células será más saludable de las células que sustituyen. Eventualmente, recuperar un nivel óptimo de salud y ser restaurado a la imagen de Dios.

Es por ello que se tomó un año y tres meses para sanar mi páncreas a los 26 años de edad. James dice, "Así que paciencia tienen [su] trabajo perfecto, para que seáis perfectos y todo, que quería nada" Santiago 1:4. Se necesita tiempo para sanar como los puntos de información, pero han sido programadas para que de inmediato a cualquier precio. Dios dice, "Mi pueblo fue destruido por falta de conocimiento: porque tú desechaste el conocimiento, yo te echaré que tu has de ser un sacerdote a mí: que olvidaste la ley de tu Dios, también yo me olvidaré de tus hijos" Oseas 4:6. Los Cristianos perecen a causa de la falta de conocimiento de la anatomía, la fisiología y ocho de Dios las leyes naturales de la salud y remedios sencillos.

Naturaleza, permite que lo cure, un día se comienza a notar los síntomas tales como, prurito, cansancio, estreñimiento, etc, se habrán ido. La desaparición de estos síntomas es la evidencia de que su cuerpo está en el proceso de sanación y si es paciente y ayudar a naturaleza y no obstaculizar su, recuperar la salud. Esta es la razón por la que una pequeña píldora, que es nulo en la vida misma, que no tiene ningún valor nutritivo, y convierte su pH ácido, no puede ser y no ser capaz de sanar.

Incluso los amenazaron y temida Gripe aviar no debe causar angustia en la vida de las personas. "Si la gente supiera cómo desarrolla una enfermedad y qué es lo que determina la gravedad de los síntomas, que no hubiera un miedo irracional de la gripe aviar. Saber cómo construir su inmunidad a través de la dieta y el estilo de vida, y estar seguros de que podría tratar adecuadamente la gripe si se enfermaba. También darse cuenta de que las vacunas no previenen enfermedades." El Dr. Sherri J, Tenpenny, D. O.

NOSOTROS, LOS ESTADOUNIDENSES INGENUOS

Nosotros, el pueblo, de los Estados Unidos de América, una vez lucharon por nuestros derechos y la libertad de conciencia. LIBERTAD O MUERTE fue el lema. Valerosos hombres y mujeres a través de la historia han sacrificado riqueza, posición, e incluso a la propia vida para defender la libertad. Todo comenzó después de la I Guerra Mundial, los estadounidenses se obsesionó con la idea de ocio y placer, y se llama los locos años veinte.

Era un tiempo en el que diversión, las partes y la elegancia es el tema. En la década de 1940 y 1950, la meta era opulencia, y este es el período de tiempo que hoy es nostálgico de la mayoría de los estadounidenses. Era la época de los estadounidenses había soñado obtener el sueño americano, obtener su parte del pastel, que se convirtió en el mantenimiento de la Jones", de la actual política económica de eliminar la clase media.

Nos hemos fijado el antiguo frente a los jóvenes, grupo étnico contra grupos étnicos, los ricos contra los pobres. Los deportes, el entretenimiento y la búsqueda de placer ha distraído al pueblo estadounidense en el punto que se han convertido en sirvientes pagados y la mayoría no saben ni siquiera que o la atención al saber. Sin embargo, un día, cuando los lujos y libertades de las que disfrutamos son recogidos, será demasiado tarde, porque el enemigo ya está trabajando dentro, atacando a la constitución y las libertades . Estas son las libertades que nuestros antepasados lucharon y murieron para que nosotros no apreciamos valor o porque nos fueron dadas en un plato dorado.

Capítulo Siete: La Meta Final es la Reducción de la Población

Entre otras cosas, Louis Pasteur se acreditan para mejorar y utilizar correctamente la técnica de la vacunación, a la que se adhería ciegamente iniciado en 1976 por Edward Jenner. Jenner tomó el pus de ignominias de vacas enfermas, y se inyecta en la sangre de su "pacientes." Así nació la vil práctica cuya naturaleza ha cambiado poco en este día, y cuya comprensión es aún nublado por Pasteur de la teoría. Enfermo y cansado, Robert O. Young, Ph.D. , D. Sc., p. 23.

"Las vacunas son seguras" ...o no? Las autoridades de salud de las vacunas para la disminución de las enfermedades y nos asegura su eficacia y seguridad. Sin embargo, estos supuestos se contradicen directamente por las estadísticas del gobierno, publicó los estudios médicos, Administración de Drogas y Alimentos (FDA, por sus siglas en inglés) y los Centros para el Control de Enfermedades (CDC) los informes y las opiniones de los científicos de todo el mundo. De hecho, las enfermedades infecciosas ha disminuido durante décadas antes de que las vacunas de masas y de los médicos en los EE.UU. reportan miles de graves las reacciones a las vacunas cada año, incluyendo a centenares de muertes e incapacidades permanentes. Las poblaciones totalmente vacunados han sufrido epidemias y los investigadores atribuyen decenas de crónicas y enfermedades neurológicas inmunológicos que han aumentado de manera espectacular en las últimas décadas a las campañas de inmunización masiva.

El gobierno Federal Vacuna Eventos adversos al Sistema de Información (VAERS, por sus siglas en inglés) fue establecido por el Congreso Nacional de la Infancia en virtud de la Ley de indemnización por lesiones causadas por las vacunas de 1986. Recibe unos 11.000 informes de reacciones adversas graves a las vacunas anuales, que agrupa a más de dos centenares de muertes, y varias veces ese número de incapacidades permanentes. Los funcionarios VAERS informó que el 15% de los eventos adversos son "graves" (sala de emergencia los viajes, hospitalización, que ponen en peligro la vida episodios, incapacidad permanente y muerte). Análisis independiente de los informes VAERS ha revelado que el 50% de los efectos secundarios de la vacuna contra la Hepatitis B son "graves", si bien estas cifras son alarmantes, son sólo la punta del iceberg.

La FDA estima que solamente el 1% de las reacciones adversas graves a las vacunas son denunciados, y el Centro para el Control de Enfermedades (CDC, por sus siglas en inglés) reconoce que sólo el 10% de tales acontecimientos. De hecho, en el Congreso ha escuchado el testimonio que los estudiantes de medicina se les dijo que no informar de las presuntas reacciones adversas.

El Centro de Información Nacional de Vacunas (NVIC, una organización de base fundada por padres de los niños muertos y heridos) ha llevado a cabo sus propias investigaciones. Informó: "En Nueva York , sólo uno de los 40 consultorios médicos confirmaron que tienen una muerte o lesión después de la vacunación." En otras palabras, el 97,5 % de las muertes relacionadas con la vacuna y con discapacidad denuncian. ¿Y el estado? Implicaciones sobre ética médica aparte (ley federal dirige los médicos a informar los eventos adversos graves), estos hallazgos sugieren que la vacuna muertes y lesiones graves que se producen pueden ser de 10 a 100 veces mayor que el número informado. Con la promoción actual de vacunación jóvenes damas y niñas, de edades comprendidas entre nueve a 26 para las enfermedades de transmisión sexual en los Estados Unidos, uno debería estar sumamente preocupada al leer y aprender de las Naciones Unidas y otras organizaciones los planes y objetivos de "población esterilización."

Vaccines: Are They Really Safe and Effective? A Parent's Guide to childhood Shots. (Vacunas: ¿Son realmente seguros y eficaces? Una Guía para los Padres de la infancia.) Neil Z. Miller. Santa Fe, NM: New Atlantean Press, 1996.

Inmunización: la realidad detrás del mito, 2ª Edición. James Walene. Westport Connecticut : Bergin & Garvey, una huella de greenwood Publishing Group, 1995. Este es uno de los mejores libros debido a su gama de servicios de información, base global, y el conocimiento de Bechamp, pero puede ser difícil de obtener. Llamada 800-225-5800.

Overcoming Oppressive Laws: The Immune trio. The Humanitarian Society Richlandtown, Penna. 18955: The Humanitarian Publishing Company, 1995. Este libro tiene una sección titulada "Cómo evitar legalmente las inmunizaciones no deseado de todo tipo." que ofrece soporte para defender sus derechos y hacia abajo los burócratas, que quiere pensar, pero que no están dispuestos a asumir la responsabilidad de sus acciones. La mayoría de los estados establecen exenciones para los padres se oponen a la vacunación. Tenga en cuenta que no es un proceso fácil. El libro se puede obtener en: The Humanitarian Publishing Company, 1995. Llama al 800-779-3796.

Si su médico o las autoridades locales ser inmóvil, el Centro Nacional de vacunas pueden ser de ayuda: Centro de Información Nacional de Vacunas, 512 Maple Avenue, #206, Vienna, VA 22180. 703-938-3783.

Global 2000 & Global 2000 Revisited

A fin de entender verdaderamente las metas y los objetivos del Nuevo Orden Mundial tiene que conocer y comprender HR 907. Lo que me parece muy interesante es, ¿por qué no son las cabezas que hablan de la radio y la televisión a informar al público sobre el tema? Con la introducción 1/29/1981 HR 907, la Ley General de Población de 1981, auspiciada por el Representante Richard Ottinger de N. Y. , los estadounidenses obtienen sus primeras escenas de Global 2000.

Global 2000 es un plan diabólico para reducir la población mundial por miles de millones de personas, en un nivel manejable 2 mil millones de personas. ¿Qué es lo que pasaría con los otros 4 millones más? Por eso, según Mike kitch de crecimiento cero de la población, Inc. , es una organización privada empujar el proyecto de ley, "tenemos que hacer que la gente acepte algunas opciones difíciles como inevitable".

Global 2000 dicen que se uso previsto las hambrunas, pestilencia, previstas las epidemias, guerras convencionales y las nucleares, escasez de energía y agua, etc. "ya he escrito más de mil millones de personas en África, Asia, América Latina … Estas personas seguirán padeciendo los efectos de ciclos continuos de los desastres naturales, el hambre, el hambre, las inundaciones, la sequía… no se pueden salvar." Taylor, Global 2000.

Los siguientes dos artículos se exponen algunos de los métodos, objetivos y medios detrás del Nuevo Orden Mundial. Reimpreso con permiso.

CONTROL DE LA POBLACIÓN; un ataque sobre la Población Mundial, TNA Vol 17, Núm. 22, págs. 33-34

Los planificadores de la familia de las Naciones Unidas, la vida humana es sagrada, pero no es una plaga que aflige a "Madre Tierra" que necesita ser curado por la fuerza los programas de control de la población por William F. Jasper.

Las personas decentes de todo el mundo se horrorizó cuando se enteran de la existencia de una belleza indescriptible de China brutal y totalitaria "política de un solo hijo." Las Naciones Unidas y sus partidarios, sin embargo, firmemente apoyado este programa con fondos y entusiastas elogios. Lo que es más, se han estado empujando sin cesar para exportar este programa coercitivo de China comunista con el resto del planeta.

En China, el oficial de un hijo por familia política significa que comités de fábrica, comités de aldea son autorizados por las autoridades comunistas para mantener un registro detallado de sus empleados de sexo femenino ciclos menstruales, y tienen el poder de conceder o denegar un matrimonio permiso para tener hijos. Las mujeres que se quedan embarazadas sin permiso y las mujeres que tienen su segundo hijo están sujetos a amenazas y actos de hostigamiento oficial hasta que accedan a dejar que el estado matar a sus hijos mediante el aborto. Muchas de las mujeres que se resisten a la oficial intimidando a son en realidad detenido, encarcelado y obligado por la fuerza a someterse a abortos. Millones de mujeres también son esterilizadas por la fuerza.

Este régimen totalitario programa de abortos forzados, esterilización, y el infanticidio, el espionaje interno, y la invasión de las esferas más íntimas de la vida de las personas ha sido generosamente financiado por el Fondo de Población de las Naciones Unidas (FNUAP) y el Banco Mundial de LAS NACIONES UNIDAS, junto con la Federación Internacional de Planificación de la Familia y exenta de impuestos fundaciones como la Ford, Turner, y la Fundación Rockefeller. En 1983, el UNFPA dio un premio a la China Qian Xinzhong por haber "aplicado las políticas de población en gran escala." Las "políticas de población" incluyen el genocidio contra las minorías étnicas y religiosas en China de tierras ocupadas. Esto ha sido más implacable en el reino de la montaña del Tíbet , que el gobierno comunista de China ha ocupado desde 1949.

Las lágrimas del Silencio: las mujeres tibetanas y el Control de la población, en un informe realizado en 1994 por la Asociación de Mujeres tibetanas en Dharamsala, India, detalles del opresivo despoblación campaña contra el pueblo tibetano, una campaña recibiendo asistencia del UNICEF y de las Naciones Unidas Organismo de Planificación Familiar. El Comité Central comunista y Consejo de Estado responsable de control del crecimiento de la población han afirmado, "planificación de la familia debe ser practicado entre las nacionalidades minoritarias para elevar el nivel económico y cultural de las zonas de minorías nacionales y para mejorar calidad." En 1993, el comunista las autoridades chinas anunciaron una nueva ley, "De Eugenesia y la protección de la Salud", diseñada para "evitar nuevos nacimientos de calidad inferior y aumentar los niveles de la población en general." La amenaza de "calidad inferior," de acuerdo con esta nueva ley, es de aquellos segmentos de la población procedente de "la vieja base revolucionaria, las minorías étnicas, la frontera y económicamente las zonas pobres" - es decir, a la no-chinos tibetanos.

Testimonio
En junio de 1998, La Gao Xiao Duan testificó ante un comité del congreso de los EE.UU. sobre los horrores de este programa. La Sra. Gao estaba en condiciones de saber.
De 14 años empapado de sangre, ella había estado a cargo de un depósito para abortos en una ciudad de 60.000 habitantes en la provincia de Fujian (China. Como el nuevo American informó anteriormente:

Los legisladores escucharon con horror que La Gao, que habían huido recientemente China, se definió como un "monstruo" y la más odiada mujer de su ciudad. Además excusas a las innumerables niños y madres cuyas vidas ella había destruido, Gao dio detalles de su terrible carrera sádica, una carrera según ella fue típico de las personas que trabajan con patrocinados por el estado en China el aborto. La oradora recuerda entrevista a una mujer embarazada de nueve meses, cuyos documentos han sido estampado "certificado de nacimiento no permitida." La pobre mujer fue arrastrada a una habitación contigua, en la que el bebé se ha cancelado y se inyecta veneno en sus extremidades desgranadas impotente. Entonces se arrojó a un cubo de basura. La Gao también describe las celdas que no cumplan las mujeres, y el complejo sistema informante de las cajas para que los ciudadanos puedan depositar anónimamente tarjetas con nombres de las personas que no son compatibles con sus vecinos. Según la Gao, las casas de los no-compatibles con las mujeres a veces son destruidos, y se lleva un registro minucioso de los ciclos menstruales de las mujeres, así como el matrimonio y sus historias reproductivas.

La humanidad es el enemigo

La internacionalista utópicos que ejecutan las Naciones Unidas, y quienes son los miembros de los poderosos, grupos elitistas que promover, orientar y dirigir la ONU, tiene intención de fijar población China totalitaria del programa al resto del mundo. Estos elitistas, incluyendo algunas de las personas más ricas del planeta, insisten en que la tierra es tan superpoblado que drástico, tiránico es preciso adoptar políticas. "Bote Salvavidas tierra" es tan hacinados, dicen, que hay que empezar lanzando algunos de los pasajeros borda. No lo son, sin embargo, renunciar a su lugar en el bote salvavidas.

Los globalistas en la elite y muy influyente Club de Roma, por ejemplo, revela mucho de su programa totalitario en su libro 1991, la primera revolución Global. Entre las muchas de las entradas en acusar que informe, encontramos este: En la búsqueda de un nuevo enemigo que nos unen, nos encontramos con la idea de que la contaminación, la amenaza del calentamiento global, la escasez de agua, hambruna, por ejemplo, colocar el proyecto de ley... Todos estos peligros son causados por la intervención humana (...). El verdadero enemigo, entonces, es la humanidad misma.

Uno de los principales promotores del Club de Roma es Maurice Strong, el multimillonario Canadiense socialista quien se desempeñó como secretario general de la ONU la Cumbre de la Tierra (CNUMAD) en Río de Janeiro.

En la CNUMAD, deploró la "aumento explosivo de la población", y advirtió: "hemos sido el que más éxito ha tenido especies; ahora estamos una especie fuera de control." "La Población", declaró, "debe ser estabilizado, y rápidamente." ¿Cómo se consigue? UNA escalofriante sugerencia es proporcionada por el difunto Jacques Cousteau, el famoso oceanógrafo izquierdistas.

Cousteau fue uno de los más altos dignatarios recibido con entusiasmo por la CNUMAD. Apenas unos meses antes de la cumbre de Río, Cousteau declaró a el Correo de la UNESCO: "Nuestra sociedad está girando hacia más y más consumo innecesario. Es un círculo vicioso que lo comparo con el cáncer... El daño a la causa del pueblo planeta es una función de la demografía, es igual al grado de desarrollo. Un americano carga la tierra mucho más de veinte Bangladeshes.... Esto es una cosa terrible. Con el fin de estabilizar la población mundial, es necesario eliminar 350.000 personas por día. Es una cosa horrible de decir, pero es igual de malo no quiere decir que".

En la cumbre, Cousteau ha advertido, "el fusible conectado a una explosión demográfica ya está ardiendo." En el peor de los casos, se dice, la humanidad tiene 10 años para poner en práctica. El famoso oceanógrafo instó a "tomar decisiones drásticas, no convencionales" si el mundo es para evitar que se llegue a la "absurda cifra de 16 mil millones de seres humanos" en el año 2070. Este tema se hizo eco de la CNUMAD muchos otros oradores. El Programa 21 de la CNUMAD, mamut manifiesto ambiental mundial defendiendo regimentación de toda la sociedad humana, las llamadas de unos US$7 mil millones de dólares por año para aplicar "programas intensivos" para la estabilización de la población. Lo que significa, en inglés, es que la ONU está exigiendo un mucho más dinero para ampliar sus programas de control del crecimiento de la población de la esterilización, el aborto y el acceso universal de los niños y los jóvenes a los anticonceptivos y de la explotación "educación sexual".

Un informe publicado en 1994 por la Organización de las Naciones Unidas Conferencia de El Cairo sobre Población y Desarrollo anunció planes para regular la más íntima de asuntos de la familia: "La promoción del ejercicio responsable de esos derechos [el matrimonio y la procreación] para todos debe ser la base fundamental para el gobierno de la comunidad y las políticas y programas en la esfera de la salud reproductiva, incluida la planificación de la familia." (énfasis agregado).

Por supuesto, "responsable" es definido por las NACIONES UNIDAS global que los globalistas se pasen a su programa. La misma ONU informe de El Cairo afirma que "atención de la salud reproductiva en el contexto de la atención primaria de la salud debe incluir … … el aborto... ".

Según el Dr. Norman Myers, asesor del Banco Mundial, el Instituto de Recursos Mundiales, y diversos organismos de las Naciones Unidas, las poblaciones de las naciones industriales, como Gran Bretaña, Rusia y Estados Unidos debe ser reducido en casi la mitad de la población.

Un ventilador de la China comunista despótico de las políticas, se recomienda la reproducción de licencias: el Gobierno de la población mediante políticas de control fuerte los incentivos económicos y sociales han sido eficaces en China y Singapur... Es demasiado descabellado imaginar que un día la gente puede ser emitida con la orden que les da derecho a tener un hijo único, un tipo de sello verde?

Uno de los más ricos de la ONU más bulliciosa y simpatizantes es multimillonario privado "ciudadano del mundo" Ted Turner, cuya fundación de las Naciones Unidas ha donado decenas de millones de dólares para los proyectos de la ONU. Según Turner, un ferviente defensor de la despoblación mundial, "las personas que aborrecen la política China de tener un solo hijo son muy tontas..." en el Foro Mundial de 1999 Los jefes ejecutivos de las empresas alojadas en China por la revista Fortune y Time Warner, Inc. , Turner se codeó y cenó con los asesinos de la plaza de Tiananmen y declaró: "Yo soy socialista de corazón".

Si las Naciones Unidas no se detiene y, en última instancia, suprimir, uno de los socialistas como Turner, Fuerte, Myers, y Rockefeller, junto con sus camaradas chinos comunistas, imponer su totalitarismo los programas de población en el resto de nosotros.

(Reimprimido con el permiso de la Nueva Americana)

CONTROL DE LA POBLACIÓN
Lobo en ropa "humanitaria", TNA Vol 16, Núm. 14 págs. 35-37

Debajo de sus vestidos de ovejas del "humanitarismo" la ONU es un voraz depredador listo para coaccionar a la esterilización, el aborto, el infanticidio de niñas, comprometerse y ejecutar programas de eugenesia que recuerda de la Alemania Nazi, y todo a escala mundial. Por Julie Makimaa

El Libro de los Salmos en la Santa Biblia nos informa de que los niños son "una herencia del Señor," una bendición para ser apreciados. La Carta de la Tierra de LAS NACIONES UNIDAS, un documento en el que se expresaba el organismo mundial del mundo pagano, trata a los niños - y los seres humanos en general, como un recurso para ser administrado por una elite global. La carta los comandos que la ONU de temas deben "adoptar patrones de producción, consumo y reproducción que salvaguarden las capacidades regenerativas de la Tierra, los derechos humanos y el bienestar comunitario." (énfasis añadido.) En esta fórmula, las Naciones Unidas y sus organismos administrativos, usurpar el papel del Todopoderoso en persona, y hacer cumplir las limitaciones a los derechos de las parejas a disfrutar de la divinamente ordenado bendición de los niños.

Las Naciones Unidas de lucha contra naturalista muestra arrogancia fue dramáticamente en los Balcanes durante campaña aérea de la OTAN contra Yugoslavia. El 8 de abril de 1999, el Fondo de Población de las Naciones Unidas (FNUAP) anunció que se estaba enviando 350.000 "botiquines de emergencia para la salud reproductiva" a Albania para ser distribuido entre los refugiados albaneses de Kosovo. Joseph Meaney, de Vida Humana Internacional, quien inspeccionó las instalaciones de atención de salud en el norte de Albania durante la guerra aérea y crisis de los refugiados, relata que estos kits incluyen "los condones, las píldoras para el control de la natalidad, "anticoncepción de emergencia" o "mañana después de píldoras [es decir, productos químicos abortivos], los dispositivos intrauterinos (DIU), y la aspiración manual aspiradores", que se usan para los abortos. Aunque los paquetes fueron originalmente denominada "Interrupción del Embarazo" kits, se cambió el nombre por el de "reducir el riesgo de herir sensibilidades y hacer que [ellos] más aceptable", en palabras de un documento de la ONU sobre "situaciones de refugiados" publicado en 1995.

El Dr. Enza Ferrara, quien trabaja en un hospital de Scutari , Albania, declaró que la ONU campaña anti-natal en esa nación comenzó realmente en 1995. "Vio que a las mujeres se les esterilización quirúrgica sin su conocimiento o consentimiento tras un parto por cesárea en el hospital", recuerda Meaney, quien entrevistó al Dr. Ferrara en longitud.

"Una y otra vez, cayó sobre ella para informar a las mujeres que vienen a consultar a su ligadura de trompas que fue la causa de la infección o de la imposibilidad de tener hijos." Cuando el Dr. Ferrara protesta a funcionarios del gobierno Albanés, recibió una franca respuesta de un representante de Albania del Ministerio de Salud: "hemos aceptado ayuda internacional a condición de reducir los nacimientos." Para llevar a cabo una misión similar entre los albaneses de Kosovo, el UNFPA contribuyó a establecer una oficina de control de la natalidad la organización británica Marie Stopes International en Pristina.

Como decenas de miles de refugiados fueron expulsados de la República Federativa de Yugoslavia provincia de Kosovo de la campaña aérea de la OTAN, el Dr. Ferrara chocaron una vez más con funcionarios de la ONU esfuerzo de control de la población. Un funcionario de la ONU informó el Dr. Ferrara y otros trabajadores de la salud que "salud reproductiva", lo que significa el aborto y la anticoncepción- fueron un "urgente" prioridad. Cuando el médico le pregunta al visitar antinatalista comisario ¿por qué era tan "urgente" para llevar a cabo medidas de control demográfico, ella le dijo: "los refugiados son demasiados. Tenemos que detener su reproducción."

Había un oficial de Slobodan Milosevic en Serbia gobierno expresó el deseo de detener los albaneses de Kosovo de reproducir, la declaración habría sido marca un "crimen de guerra" y que el funcionario lo más probable es que se han presentado ante el tribunal de LAS NACIONES UNIDAS canguro de La Haya. Pero para las NACIONES UNIDAS, engañando a los refugiados desplazados en el aborto y la esterilización es simplemente un ejercicio de "humanitarismo".

Legado de Margaret Sanger:
La visión perversa del "humanitarismo" es un legado de uno de los 20 más influyentes del siglo fanáticos, Margaret Sanger, la fundadora de la

Federación Internacional de Planificación Familiar (IPPF), que establece esencialmente política de control demográfico de la ONU. En 1920 su libro, "La Mujer y la nueva raza", Sanger sonaba un tema idéntico al que se encuentra en la Carta de la Tierra, es decir, que los nacimientos incontrolados son una amenaza al "bienestar de la comunidad." "La inmoralidad de las familias numerosas no está sólo en su perjuicio a los miembros de las familias, sino en su perjuicio a la sociedad... El más misericordioso que la gran familia de uno de sus niños es el de matar".

Dos años más tarde, en su libro, "el pivote de la civilización", Sanger introdujo el elemento de la eugenesia en su anti-natal. "El problema de la segregación de emergencia y la esterilización debe afrontarse de manera inmediata", declaró Sanger. "Todo débil muchacha o mujer del tipo hereditario, especialmente de la clase morón, deben separarse durante el período de reproducción. De lo contrario, es casi seguro que los niños tengan imbécil, quienes a su vez son tan cierto para criar otras defectuosas... Por otra parte, cuando nos damos cuenta de que cada persona débil es una fuente potencial de una interminable progenie de defecto, preferimos la política de esterilización inmediata, de asegurarse de que la paternidad está absolutamente prohibido a los débiles".

No debe sorprender a nadie que el ejemplar del Sanger, del mes de Abril de 1933, "Control de Natalidad", está dedicado por entero a la cuestión de la esterilización eugenésica. Un homenaje al Dr. Ernst Rudin, un alto funcionario del régimen nacional socialista (Nazi), que en pocos años lo aturda y enferman la humanidad con sus hazañas coercitivas en eugenesia y la "liquidación" de la "vida indigna de la vida." Esto no quiere decir que todas las atrocidades cometidas por los nazis dejaron aturdido y asqueados por igual.

Escrito en 1947, cuando los horrores de la Segunda Guerra Mundial fueron aún fresca, Julian Huxley, primer director general de las Naciones Unidas para la Educación, sociales y la Cultura (UNESCO), hizo hincapié en que "será importante para la UNESCO para ver que la eugenesia problema es examinado con la mayor atención, y que la opinión pública es informado de las cuestiones que están en juego, tanto como para que ahora es impensable por lo menos puede ser pensable".

A las personas racionales, es impensable creer que los herederos de Margaret Sanger de visión maligna tienen miles de millones de dólares que tienen a su disposición cada año para la ejecución de los programas para eliminar a los "defectuosos", liberar a las mujeres de la "servidumbre" de la maternidad, y poner fin a la "males" causada por "exceso de población." Sin embargo, esto es precisamente el programa que se lleva a cabo en la actualidad por las Naciones Unidas. A pesar de que la ONU es cuidadoso para encubrir sus programas en el lenguaje de del "empoderamiento" de la mujer, promoción de los "derechos humanos", y "desarrollo sostenible", para las mujeres en el extremo receptor de la ONU del "humanitarismo", la sombría realidad de su programa se puede encontrar en la franca admiración por el FNUAP trabajador en Albania: "Tenemos que detener su reproducción".

El "programa"

En la Conferencia Internacional de las Naciones Unidas sobre la Población y el Desarrollo (CIPD) celebrada en El Cairo , Egipto, en 1994, los delegados de más de 180 naciones aprobaron un 20 años ONU "Programa de Acción" que población definida "estabilización" como una prioridad mundial. Cuando se les pidió que definieran la diferencia entre "la estabilización de la población" y la población "control", Timothy Wirth, quien en su momento fue la de la administración Clinton subsecretario de estado para asuntos mundiales (y que básicamente se ejecutó la CIPD), ligereza respondió, "a nadie lę gusta ser "controlada", es decir, que la diferencia es totalmente de naturaleza semántica. El logro crucial de la CIPD se compromete formalmente a las naciones del mundo a una administrada por LAS NACIONES UNIDAS y plan de control de la población, no obstante que el plan se describe. Importe Total de los gastos de ese plan se proyectan en un costo de $17 millones de dólares en el año 2000. En el momento de la ONU "El Cairo + 5" conferencia en julio de 1999, decenas de países han adoptado políticas de desarrollo que incorporan los objetivos de población de las Naciones Unidas, según un comunicado de prensa de la ONU.

Bajo la administración Clinton, el gobierno federal DE LOS ESTADOS UNIDOS aplicando diligentemente el Programa de Acción de la CIPD a través de tratados, las directivas presidenciales y las políticas del gobierno. A finales de 1999, como parte de un acuerdo de presupuesto en el Congreso, los EE.UU. reanuda fondos de los contribuyentes de las Naciones Unidas (FNUAP), con 25 millones de dólares en asistencia. Directora Ejecutiva del UNFPA Nafis Sadik estaba encantado por este desarrollo, observando que "el ejemplo de los Estados Unidos ayuda a convencer a otros gobiernos para contribuir a los programas."

Tales "contribuciones" - que representan riqueza tomaron por la fuerza de los contribuyentes, en particular aquellos cuya opinión religiosa y moral no condonar el aborto y, posiblemente, de otras formas de control de la natalidad, se utilizan para financiar lo que Julian Huxley llamó "impensable": el aborto, la esterilización, los programas y el infanticidio en la China comunista. De acuerdo con Stephen Mosher académico chino del Instituto de Investigaciones Demográficas, "en virtud de los términos de la Conferencia de Beijing de un niño por familia política, las mujeres que tienen un niño debe tener DIU. Las mujeres que tienen dos hijos deben ser esterilizadas, o sus cónyuges deben ser esterilizadas. Las mujeres que están embarazadas con un contingente debe darse niños "medidas correctivas", es decir, un aborto".

A pesar de la publicación del FNUAP asegura que "todas las parejas e individuos tienen el derecho humano básico a decidir libre y responsablemente el número y espaciamiento de los hijos", la instancia de las Naciones Unidas ha cumplido fielmente con la China Roja programa de control de la población desde 1979. En el año 1983, cuando (según relatos de los refugiados y de otras fuentes independientes) el programa China Roja se está llevando a cabo con especial crueldad, el UNFPA presentó un premio de la población de Qian Xinzhong, el ministro a cargo de la Comisión Estatal de Planificación de la Familia de China, expresando su "profundo agradecimiento" por la forma en que se han "implementado las políticas de población en gran escala." Beijing la Comisión Estatal de Planificación de la familia con orgullo señaló que el FNUAP premio "demuestra que la ONU y los países del mundo de los logros que hemos alcanzado".

Sanger, ciertamente de acuerdo con enfoque de Beijing al "problema" de la población humana. En su autobiografía ella describió la "incesante la fertilidad" de los chinos como difundir "como una plaga." Su 1934, "Código para detener Sobreproducción de los Niños", decretó que "ninguna mujer tendrá el derecho legal de tener un hijo sin permiso" y que "ningún permiso será válido para más de un niño." En 1969, el presidente de la organización "Planned Parenthood", Alan Guttmacher visión enriquecida de Sanger, que dice que "cada país tendrá que decidir su propia forma de coerción, determinar cuándo y cómo se debe trabajar" en nombre del control de la población. China Roja es siguiente plan de Sanger fielmente por la coacción, con el interés de las Naciones Unidas.

A la luz de la declaración Guttmacher que cada país debe elegir cómo y cuándo utilizar el modo "coacción" en nombre del control de la población, es importante que en la conferencia internacional "Programa de Acción" dice que "es el derecho soberano" de las naciones para aplicar el El Cairo. Esto no es decir que la Organización de las Naciones Unidas reconoce el "derecho soberano" de las naciones a oponerse a la aplicación de las NACIONES UNIDAS plan global de la población de "estabilización". La reunión de 2000 de la ONU para la Mujer del Comité antidiscriminación atacado Nepal porque su "ley actual no cumple con la Convención de La Mujer 1994." específicamente de Nepal, ley del aborto, las mujeres casadas tengan la aprobación de sus maridos para un aborto, una mujer soltera y deben obtener la aprobación de sus padres. De acuerdo a los "expertos" en el tratado de Comité de seguimiento para la Eliminación de la Discriminación contra la Mujer, "las leyes de Nepal debe estar en consonancia con la Convención de 1979."

Las naciones cuyas leyes o políticas existentes no cumplen con tratados de la ONU serán presionados para "armonizar" sus asuntos internos con el programa mundial de las Naciones Unidas. ¿Cuál de esas naciones que se resisten a la presión de la ONU? Una propuesta que se entretuvo en serio en el marco de los debates de las Naciones Unidas de la Corte Penal Internacional pidió la inclusión de "embarazo forzado", es decir, la oposición, o la negación de, el aborto, como un crimen contra "el derecho internacional." Dada la ONU el horrible registro, es realmente "impensable" -para usar la palabra Julian Huxley una vez más- que en algún momento en el futuro el organismo mundial que tienen los medios para detener y enjuiciar a los activistas pro-vida y a los dirigentes políticos por el "delito" de defender vidas humanas inocentes? (Reimpreso con permiso de la Nueva Americana).

Capítulo Ocho: La Verdadera Educación y la Fe en Dios es la Respuesta

"El doctor del futuro, no dará ninguna medicina, mas interesará su paciente en la atención de la estructura humana, en la dieta, y la causa y prevención de la enfermedad" – Thomas A. Edison

Señor George (Jorge) Malkamus, un pastor Bautista y el fundador del "Halelujah Acres" tiene razón cuando dice: "Dios dio a la Iglesia Adventista del Séptimo día un mensaje para el mundo." En 1863, Dios delivered a Su iglesia, a través de la señor Elena G. White, una disciplina tocante a la atención sanitaria que estaba en segundo lugar a ninguna. Puede usted leer los principios de salud en el libro "Spiritual Gifts" cuarto tomo, página 120-149; en el capítulo titulado "Health" (Salud). Como un miembro bautizado del cuerpo de Cristo, y un Profesional de Restauración de Salud Misionero, tengo que pedir disculpas al Pastor Malkamus y al mundo de parte de la Iglesia Organizada que lo ha defraudado. El mundo a través de doctores, nutricionistas, científicos, e investigadores, y otros considerados están confirmando los varios aspectos de las diez leyes de salud de Dios; especialmente la nutrición está combatiendo y revertiendo la enfermedad. La información científica concerniente a la dieta y el estilo de vida con respecto a la salud es irrefutable. Por tanto Dios ha quitado esa excusa.

La Fe-El Endurecimiento-la Paciencia

La Fe: "Hija, ten buen ánimo; tu fe te ha restaurado plenamente." Mateo 9:22. Hay muchos ejemplos en las Escrituras dónde Jesús dijo alguien que su fe lo había sanado. ¿Qué significaba Jesús por el dicho que la fe alguien le sanó a él mismo? Lo que Jesús está diciendo es que ese individuo creyó en Jesucristo como el Mesías-el hijo de Dios; y si se morían o vivirían, si se pondrían peor o mejor, estaban contentos con el resultado por confiaban en Dios. El individuo creyó que cualquier medio Jesús usaba para curar alguien, por ejemplo el barro con saliva; o simplemente por la palabra "toma tu lecho y anda", todo fue bendecido de Dios para su sanación. Al considerar la restauración de salud en la manera señalada por Dios, uno tiene que creer en Él y tener la fe en Su manera de sanar (que es superior al sistema humana de la atención para los enfermos) y estar contento con el resultado.

El Endurecimiento: "...mas el que endurezca al fin, el mismo será salvado." Mateo 13:13. Como discutido anteriormente en la sección *Nacido de Nuevo Físicamente*, la verdadera sanación toma tiempo. La mayoría de la gente no quieren soportar el dolor ni el inquietud, e inmediatamente echar manos a los medicamentos recitados, que les da a ellos el relieve instante, pero también efectos secundarios que duran. Requiere los nutrientes correctos y las otras leyes de salud para producir la siguiente generación de células sanas. "Y entonces, después de que había endurecido, alcanzó la promesa," Hebreos 6:15.

La Paciencia: "Mas que la paciencia tenga su obra perfecta..." Santiago 1:4. Dios lo dijo y lo creo, entonces está determinado. Si con paciencia seguirá las Diez Leyes de Salud de Dios, no defraudándote a ti mismo, entonces su fe en Dios y en su método de sanación recomenzará tus esfuerzos. "...en que es imposible que Dios miente..." Hebreos 6:18. La verdadera salud esta hallada en siguiendo las pautas de sanación encontradas en Isaías 58:1-8.

La Historia del Tratamiento Hoxsey: Una Terapia del Cáncer Documentada

El tratamiento del cáncer practicado por Harry M. Hoxsey (1901-1974) es uno de las terapias longevas no convencionales en este siglo. Ha retenido su atracción popular, a pesar de oposición constante por la profesión médica; a pesar de 40 años escarnio periodístico por periodistas aptas de AMA como Arthur Cramp y Morris Fishbein; a pesar de un corriente de acciones legales incesantes; aun a pesar de una advertencia pública sin precedentes dirigida hacia el tratamiento Hoxsey para el cáncer que el Inspector del FDA ordenó en 1956, en contra de 46.000 oficinas de correo (Young, 1967, 387; Larrick, 1956). Desde la muerte del señor Hoxsey, su tratamiento ha continuado bajo la supervisión de su ayudadora de mucho tiempo, Mildred Nelson, que actualmente dirige el centro Bio-médico en Tijuana, que está por la frontera de México y los Estados Unidos.

Hoxsey trató cánceres exteriores aparentemente con éxito considerable, aun en la estimación de sus oponentes, usando aplicaciones locales. A veces con una **pasta roja** que contenía antimonio azufre, raíz sanguinaria (Sanguinaria canadensis) y zinc cloro; a veces con un polvo amarillo que contenía arsénico y antimonio sulfuro, varias sustancias de plantas, talco, y lo que Hoxsey llamó un precipitado amarillo (JAMA, 1951, 253; Hoxsey, 1956, 47). ...

En el año 1941 Frederick Mohs, un respetado cirujano en Madison, Wisconsin, con la ayuda del Decano de la Facultad de Medicina en la Universidad de Wisconsin y de varios de sus profesores, ideó un método de extracción quirúrgica cáncer accesibles bajo un completo control microscópico (Mohs, 1941). Hoxsey vs AMA una batalla que intentado enviarle a desacreditar el método y el hombre.

Más reciente de la literatura científica no deja lugar a dudas de que Hoxseys fórmula, sin embargo curiosamente inventada por científicos modernos estándares, Contiene muchas sustancias de la planta de marcada actividad terapéutica. De hecho, la ortodoxa investigación científica ha identificado actividad anti-tumoral de uno u otro tipo en todos pero tres de Hoxseys plantas y dos de estos tres son purgantes, uno de ellos (Rhamnus purshiana) que contiene los glucósidos antraquinónicos estructura reconocida ahora como predictivo de propiedades antitumorales (Kupchan, 1976). Entre 1964 y 1968 cuatro artículos aparecieron en la revista Lancet, Pediatrics, y la naturaleza, en el que se describe la actividad mitogénica de hierba carmín, que estimula al sistema inmune mediante el aumento del número de linfocitos, lo que provoca la formación de células plasmáticas y elevar los niveles de inmunoglobulina G (Farnes, 1964; Barker, 1965; Barker, 1966; Downing, 1968).

En 1966 dos científicos húngaros, participan en un programa de cribado de la Universidad de Szeged, publicaron sus resultados de considerable actividad anti-tumoral en una fracción purificada de bardana, una planta que incluyeron en el proyecto debido a su uso como un remedio popular para los nuevos crecimientos y ulceraciones (Dombradi, 1966). En 1972 se describe el crecimiento Kupchan actividad inhibidora de "artemia" salina. aquellos de lactonas macrocíclicas, grupo estructural que incluye bardana (Kupchan, 1972). En 1984 los investigadores de Universidad de Nagoya, Japón, que se encuentra en bardana un nuevo agente mutágeno; una sustancia capaz de reducir la posibilidad para mutación en ausencia y en presencia de activación metabólica. Tan importante es esta nueva propiedad que estos científicos se llama el factor B, factor de bardana (Morita et al., 1984).

Dos estudios recientes de Oriente, un japonés, un chino, han establecido la presencia de sustancias anti-tumoral en morados, (que a veces se conoce como raíz berberis de Hoxsey). Las pruebas tamaño del tumor en ratones por el volumen de los hematíes total método, Hoshi y sus colaboradores encontraron una fuerte actividad anti-tumoral en berberrubine, un alcaloide aislado de Berberis vulgaris (Hoshi, 1976). También en 1976, Owen y cols.

derivado de la berberina un nuevo anti-tumoral sustancia que han llamado Lycobetaine (Owen, 1976).

En la Universidad de Virginia a mediados de la década de los 70, Kupchan y Karim aislaron un principio de espino cerval (Rhamnus frangula). Su descubrimiento de que la eficacia de esta sustancia en los casos de leucemia es vehículo de estos científicos dependientes para asesorar vuelva a realizar la prueba de otros anthraquinone sustancias vegetales similares de actividad anti-tumoral (Kupchan, 1976).

Los menos estudiados de Hoxseys las hierbas hasta la fecha son *stillingia sylvatica* y fresno espinoso (Zanthoxylum americanum), pero incluso éstas son representadas en la literatura académica.

En 1980 dos científicos alemanes descubrieron varios nuevo diterpeno de ésteres (un grupo químico sabe que tienen actividad anti-tumoral) en raíz de *Stillingia*, la parte de la planta utilizada por Hoxsey (Adolf, 1980).

En un simposio sobre medicina popular en 1986, Tyler Varro observó que, a pesar del amplio uso de tunas Norte corteza ceniza en la medicina popular, han pasado casi 50 años desde la realización de los estudios se han realizado de su composición química y nunca ha habido actividad de los estudios de fraccionamiento. Tomando nota de que ensayos farmacológicos han revelado importantes anti-inflamatorias y propiedades anestésicas en varias especies estrechamente relacionadas, Tyler insta a los científicos a estudiar tuna cenizas para estas y otras propiedades terapéuticas (Tyler, 1987, 106).

Sarton tenía en mente "chaulmoogra" (para la lepra), corteza de la quina (para la lucha contra el paludismo), y "variolation" (para la viruela): podemos agregar ahora (para el cáncer por sí mismo) bígaro, el muérdago (con la etiqueta una promoción por Morris Fishbein recientemente, en 1965), Mayapple, crocus de otoño, chaparral y té .Sarton asesoró a la profesión para mostrar menos arrogancia intelectual y más apertura de espíritu: el recuerdo de estos asombrosos descubrimientos folk sobrio que nuestros pensamientos cuando se critica demasiado libremente la antigua farmacopea.

Hayley Atwell defiende Hoxsey Juez del cáncer como recurso informó 22 de Diciembre, 1966 " …comparable a la cirugía, radio y rayos-x en su eficacia, sin efectos secundarios destructivos de los tratamientos".

Es fácil reírse de recetas medievales; es más difícil y puede ser más sensato para investigar. *En lugar de asumir que el farmacéutico fue medieval infúndannos tonto, podemos preguntarnos si no existe a veces una justificación para su extraño procedimiento.* (citado   en Hartwell, 1960, p. 24).

El juez Atwell sostuvo el remedio del cáncer de Hoxsey como fue reportado en Diciembre 22, 1966 "…comparable a la cirugía, el radium y los rayos

equis en su efectividad, sin los efectos secundarios destructivos de ellos tratamientos."
Es fácil a burlarse de las recetas medievales; es más difícil y acaso será más sabio a investigarlas. En vez de asumiendo que el farmacéutico medieval era un fatuo, tal vez nos preguntaremos si no había una justificación por su procedimiento extraño. (citado en Hartwell, 1960, p. 24)

Cómo Dios Curó Mi Páncreas

He compartido con ustedes en la sección sobre el autor del libro, mi historia de cómo Dios me ha sanado mi hipoglucemia. También me han proporcionado una copia de mi prueba de tolerancia a la glucosa resultados en el apéndice A. Ahora voy a compartir con ustedes el protocolo Dios me mostró que curó mi páncreas. Recuerde, a principios de los 1980 's, los médicos nuevos muy poco de hipo e hiperglucemia. En primer lugar después de leer el libro Consejos sobre el régimen alimenticio, decidí dejar de comer cada cuatro horas y devorando cada dos horas como recomendados por la American Diabetes Association. Si usted entiende cómo el estómago y el sistema digestivo trabaja, se darán cuenta en el largo plazo, esto es lo mejor. El sistema digestivo, como cualquier otro órgano o sistema requiere tiempo de recuperación o descanso. Comencé a aumentar el tiempo entre comidas por incrementos de 15 minutos, luego una media hora hasta que pude pasar cinco horas entre comidas sin mi azúcar en la sangre disminuye.

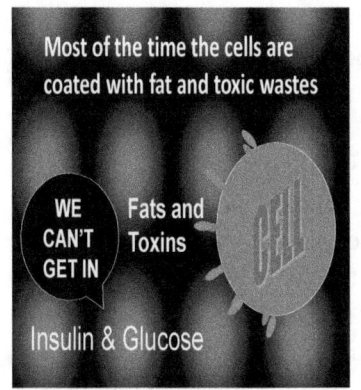

Dándose cuenta de que mi general salud pública tiene que ser mejorado, me fui en un jugo de verduras tres días rápido, limpiar y programa de desintoxicación, mientras que cambiar mi dieta y estilo de vida para adaptarse a Dios diez leyes en materia de salud. La mayoría de las cuestiones son azúcar en la sangre debido a una persona de nivel de toxicidad y el consumo de grasas malas o una dieta alta en grasa. Las células grasas del escudo y las toxinas de los receptores de las células no permite que la insulina para desbloquear el celular, por así decirlo, lo que permite que la insulina y la glucosa en la celda donde la glucosa se mezcla con el oxígeno produce energía. Por lo tanto, un control limpiar y programa de desintoxicación es esencial para eliminar la posible causa de su nivel de azúcar en la sangre desequilibrio, así como para conseguir bajo control. Insisto supervisado limpiar y programa de desintoxicación porque insulina inyectada es un concentrado sal y el cuerpo va a almacenar el exceso de sal en la grasa y los músculos, al igual que otras sales de la tienda. La supervisión es esencial, porque cuando la química del cuerpo comienza a responder, el páncreas se comenzará a fabricar la insulina y los almacenan sales (insulina) será liberado de la grasa y tejido muscular. Este exceso insulina puede bajar el nivel de azúcar en la sangre es demasiado bajo, causando apagones o coma.

La función del hígado en el funcionamiento del páncreas y la manera de apoyar la salud de su hígado es fundamental para superar la diabetes o hipo/hiperglucemia. Para que el hígado funcione los riñones deben filtrar correctamente, por lo tanto, la salud de ambos órganos es fundamental. Para que el hígado funcione de manera óptima, debe tener un pH de 6,4 .

Una simple muestra de orina con papel de tornasol de función hepática. Si el hígado pH es 6.6 .o superior, use lactato de calcio para llevar el pH. Si el hígado pH es 6.2 o inferior, utilizar Calcio de Coral para elevar el pH un buen hábito de cultivar es la de la orina y la saliva al mismo tiempo para una correcta pH de 6.4 . Controlar la orina y la saliva antes de comer o dos horas después de comer una comida y recuerde, no picotear entre comidas.

Cuando el hígado se encuentra en buen estado de salud, que se encargará de fabricar una sustancia llamada glucógeno. Cuando llega este glucógeno el páncreas, que se encargará de fabricar otros tres sustancias: Alcohol, insulina y tiroxina.

Como ustedes saben, la insulina regula los niveles de azúcar en la sangre y es inversamente proporcional. Si hay demasiada insulina, los azúcares es muy baja y si hay demasiada insulina, el azúcar puede ser demasiado alto. Por lo tanto, parte de la solución para superar hiper/hipoglucemia o diabetes es un hígado sano, que funciona correctamente. Un hecho interesante sobre el hígado es que no requiere oxígeno.

La importancia del oxígeno para el hígado es sólo en segundo lugar en el cerebro. La cantidad de azúcar en la sangre, demasiado o demasiado poco, regula la cantidad de oxígeno disponible para el hígado. Si estás cansado de pinchar los dedos para tomar una muestra de sangre, utilice un Refractormeter como yo y análisis de orina. La unidad de medida para la Refractormeter es Brix. Cuando se utiliza un Refractormeter si la lectura es menor que 1.0 o superior a 5.5 , hay una mayor deficiencia de oxígeno. Es importante que el hígado está en buen estado y funcionando correctamente por lo que puede proporcionar el páncreas con el glucógeno para producir insulina.

Las principales vitaminas y minerales el hígado debe ser sanos son la vitamina A, hierro, yodo y calcio. Las principales vitaminas y minerales al páncreas a estar sano, complejo B, magnesio, hierro y cloro. Debido a las necesidades del hígado y del páncreas, que se convirtió en "verdadero vegetariano" al comer nada con una cara o una madre, o sus subproductos, es decir los productos lácteos o huevos. Cada vez antes de comer, de azúcar en la sangre y luego a comer de acuerdo a su nivel de azúcar en la sangre.

A continuación se muestran las listas de nutrimentos que subir o bajar los niveles de azúcar en la sangre. El almidón y los alimentos dulces pueden elevar la glucemia de 5 a 20 puntos. Zumos de frutas, alimentos ricos en azúcar, jalea, desiertos y pasta todos eleva el nivel de azúcar en la sangre en aproximadamente 20 puntos. Los plátanos verdes y los plátanos, plátano, papa, arroz, pan, el ñame, la harina de maíz, frutos secos, miel, uvas pasas y fruta dulce, eleva el nivel de azúcar en la sangre en aproximadamente 10 puntos. Mientras, las zanahorias, la harina de avena y granos elevar los niveles de azúcar en la sangre en aproximadamente 5 puntos.

Los alimentos ricos en proteínas Grasas y elevar los niveles de azúcar en la sangre entre 10 y 20 por ciento. Carne carnes, productos lácteos y de soja queso, grasas y aceites, patatas fritas, mantequilla, manteca vegetal, margarina, mayonesa, aceite de soya y carnes verduras fritas, todos eleva el nivel de azúcar en la sangre aproximadamente 20 puntos. Mientras, las legumbres secas, las nueces y las semillas, de vaca y leche de soja y los alimentos de soya eleva el nivel de azúcar en la sangre aproximadamente 10 puntos.

Es tan importante saber qué alimentos bajar el azúcar en la sangre. A continuación se muestra una lista de los alimentos que bajan el nivel de azúcar en sangre de 5 a 20 puntos. Col, verdes, brócoli ensalada de verduras, jugo de vegetales y el mijo bajar los niveles de azúcar en la sangre aproximadamente 20 puntos. Judías verdes, sopa de verduras, las aguaturmas, ajo, cadena de frijol y jugo los pepinos bajar los niveles de azúcar en la sangre aproximadamente 10 puntos. Mientras que el trigo sarraceno baja los niveles de azúcar en la sangre aproximadamente 5 puntos. Por lo tanto, es importante para comer algunos granos enteros especialmente el trigo sarraceno, mijo, verduras crudas y frutas cítricas son beneficiosos. La clave es comer una gran ensalada de verduras dos veces al día. Para un aderezo para ensaladas, utilice un aceite de oliva mezclado con jugo de limón y un toque de albahaca y ajo y otros aderezos bajos en grasa.

Ahora, veamos los efectos de las hierbas, el estreñimiento y a caminar en azúcar en la sangre. Si usted tiene tres deposiciones al día, usted puede esperar para bajar su nivel de azúcar en la sangre de 20 puntos. . Si tiene dos deposiciones al día, usted puede esperar para bajar su nivel de azúcar en la sangre en 10 puntos. Si usted tiene una evacuación intestinal al día, usted puede esperar para elevar su nivel de azúcar en la sangre en 10 puntos. Las hierbas hidrastis, fenogreco y la consuelda bajar el azúcar en la sangre aproximadamente de 10 a 20 puntos. Mientras, regaliz azúcar en la sangre aumenta. Las bebidas Verdes se utilizan para ayudar a regular el páncreas azúcar en la sangre. Verde las bebidas también se usan para reconstruir el páncreas. Ministerio de Sanidad Original tiene una excelente bebida verde/super alimento disponible llamada "Nutrición Celular" formulado por Rick Lee, que utiliza para ayudar a sanar a su páncreas. Para aprender más sobre nutrición Celular, Ministerio de Sanidad contacto original. Cedro las bayas son un excelente alimento para el páncreas. Hay otras hierbas que son buenas para el hígado, el páncreas y los riñones. Sin embargo, se deben investigar para su situación específica y/o condición.

Si camina en el aire fresco y la luz del sol puede disminuir los niveles de azúcar en la sangre de 5 a 10 puntos. Si bebe un 50% de su peso corporal en onzas de agua destilada, puede reducir los niveles de azúcar en 10 puntos. Si usted bebe menos de la cantidad recomendada, que eleva el nivel de azúcar en la sangre en 10 puntos.

Si confiamos en Dios y aplicar sus leyes de Salud Natural 10 de su enfermedad o síntoma, su próxima generación de células será más saludable que las sustituya y usted comenzará a experimentar a Dios de curación.

Una Escuela & Centro de Estilo de Vida Basado en el Modelo

"Dios *me ha revelado que estamos en peligro de que en nuestro trabajo educativo las costumbres y modas que prevalecen en las escuelas del mundo. Si los docentes no están protegidos, estarán con los cuellos de sus estudiantes mundanos en lugar de las horquillas del yugo de Cristo. El plan de las escuelas, que establecerá en estos últimos años del mensaje es de un orden completamente diferente de los que nos han creado. Hay demasiado aferrado a viejas costumbres, y por esta razón estamos muy a la zaga en la que debemos estar en el desarrollo del mensaje del tercer ángel. Dios ha estado esperando largo tiempo y rogar para que nosotros creamos en su camino a la educación, y en la práctica el 100% en nuestras escuelas.*" Consejos para los padres, los maestros y los estudiantes, White, p 532.

"*La ciencia de drogas ha sido exaltado, pero si cada botella que proviene de cada institución de, habrá menos inválidos en el mundo de hoy. Medicamentos no debería haber sido introducido en nuestras instituciones. No hay necesidad de que esto sea así, y por esta misma razón, el Señor nos quiere establecer una institución donde él pueda entrar y donde su gracia y su poder se puede poner de manifiesto.* Elena White, Spalding y Magan Colección, pág. 137.

El Original Curación Confianza Ministerial (OHMT) es una organización sin fines de lucro *no tributable y mantiene su estado coherente con 26 USC 508 (c)(1)(A)* como una "*excepción obligatoria*" del Código de Rentas Internas de "normas especiales con respecto a la sección 501 (c)(3) las organizaciones" El OHMT opera la Curación Original Centro de Bienestar y el Instituto de recuperación original. El objetivo de la OHMT consiste en elevar el nivel de educación y formación disponibles en la actualidad no gubernamentales y las organizaciones acreditadas escuelas. La OHMT ni ninguna de sus ministerios acepta financiación directa o indirectamente alguna por parte del gobierno federal, estatal o local organismo gubernamental.

El ohmio , ha creado una escuela de este tipo que ayuden a elevar la credibilidad de la Salud trabajos de restauración. Dios tiene que restablecer el brazo derecho del mensaje, que es la salud la entrada cuña para llegar a la gente con el evangelio de Jesucristo. El estado tiene el derecho de velar por lo que los estudiantes se les enseña cumplan con ciertos requisitos, pero no tiene la autoridad para usurpar la autoridad de la iglesia, ni imponer una obligación de no relacionados con la calidad de los programas de estudios.

El nombre de la escuela es el Instituto de Recuperación Original (IOH). EL IOH se ofrecerán cursos en Restauración Salud Misionera Cristiana, nutrición, La Herbología China, resmas y restablecimiento de la Salud médico misionero.

Anatomía y fisiología del cuerpo humano no ha cambiado desde que Dios creó a Adán. Así que si usted es un M. D., N. D., D. O., LMT, D. C., etcètera el currículo es el mismo.

Las diferencias en las disciplinas se basan en la metodología y la ideología de lo que se le da al cuerpo y la forma de tratar el cuerpo para sanar adecuadamente.

En 2007, me he dirigido a la Legislatura de Oregon como un proyecto de ley, el Proyecto de Ley 1048 que fue presentado por los Senadores Gary George, los Senadores Atkinson, Beyer, Ferriolli, L. George, Gordly, Monroe, Morrisette, Representantes Boquist, Buckley, el Mayordomo, Dallum, Girod, Hanna, y P Smith. Como puede ver, el proyecto de ley había apoyo. En 2008 llegaron las hipotecas de crisis y contracción del crédito, una depresión económica mundial y la Bolsa de Nueva York (NYSE) perder 1/3 de su valor. Muchos de ustedes han sufrido una cartera devaluación del 30 al 40 %. Satanás nos ha preocupado más de la cuenta de retiro que el hecho de que vamos a tener que dar cuenta a Dios por el uso o la pérdida de sus medios que le han prestado. Mateo 19:21. El temor a perder prestigio, trabajo, familia, miedo de ir a la cárcel, etc... Dios lo dijo mejor, "en el amor no hay temor, sino que el perfecto amor echa fuera el temor; porque el temor lleva en si castigo. El que teme no es perfecto en el amor. 1 Juan 4:18.

La Sra. White en su carta al Dr. Kellogg afirmó que "la*obra misionera médica podría ser mejor el nombre de "reestablecimiento de la Salud trabajo misionero"* Carta 77, 1900, pág. 5, a J. H. Kellogg, 1899 diciembre . [EL SEÑOR nO 56- 20] página 242. Dios le mostró lo que era hermana Blanca antes de venir a pasar y advirtió a su pueblo. Cinco años después de recomendar el cambio de nombre, la historia de la A. M. A. , muestra que lanzó su ataque a los otros profesionales de la salud disciplinas en América, y sigue tratando de poner bajo su control a través del gobierno patrocinado programas de salud y medicina integrada.

Póngase en contacto con el Instituto de Recuperación Original (IOH) para una escuela en catálogo
IOH@originalhealing.org.

Dios ha enviado su palabra y que puede sanar, y libró de destrucción, los Salmos 107:20.

¡¡¡MARANATA!!!

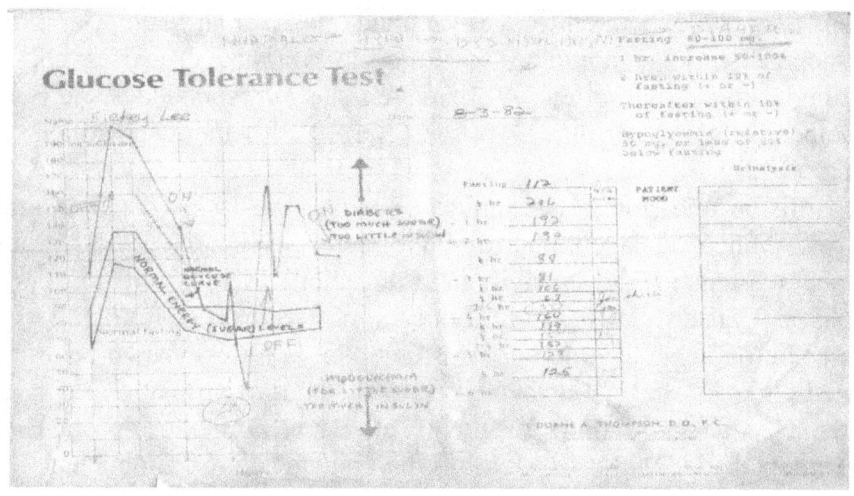

Apéndice B – La Tabla Periódica de los Elementos

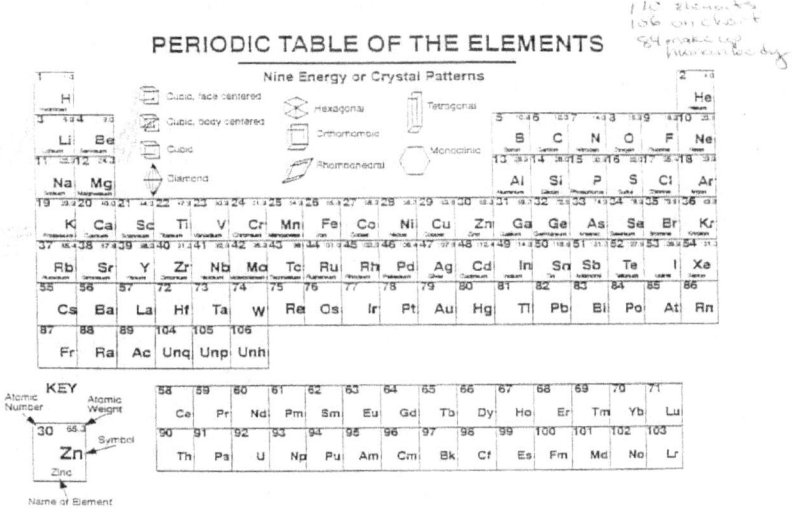

Apéndice C – Sr. Abraham Flexner

Flexner, Abraham, (1866-1959), American educador y autor que significativamente avanzado de la carrera de medicina y a la enseñanza de las ciencias en los Estados Unidos. Flexner fue el director fundador del Instituto de Estudios Avanzados de la Universidad de Princeton. Su hermano mayor, Simón Flexner, ayudó a aislar el virus de la poliomielitis y fue el primer director del Instituto Rockefeller para la Investigación Médica. Flexner nació en Louisville, Kentucky. Después de recibir su grado de Bachiller en Artes en la Universidad Johns Hopkins en Baltimore,

Maryland, en 1886, enseñó señor Flexner la escuela secundaria en Louisville. Abrió una escuela preparatoria pero lo cerraron después de varios años. Flexner entró Universidad de Harvard en Cambridge, Massachusetts, y se adjudicó el título de Maestro en Artes en 1906. Continuó sus estudios en Alemania en las universidades de Berlín y Heidelberg, donde escribió su primer libro, "El American College: una crítica" (1908).

El mismo año, Flexner se unió al personal de la Fundación Carnegie para el Avance de la enseñanza. Su director, el Dr. Henry S. Pritchett, Flexner encargado de escribir la Educación Médica en los Estados Unidos y Canadá (1910) y la Educación Médica en Europa (1912). Flexner libros inspirados de una revolución en la enseñanza en las escuelas de medicina. En 1916, Flexner escribió un panfleto titulado "La Escuela Moderna", que dio como resultado el establecimiento de la Escuela Experimental de Maestros de la Universidad de Columbia en Nueva York. Durante tres décadas, el colegio experimental ofrece programas pioneros en la educación secundaria.

En 1917, Flexner fue nombrado secretario General de la Junta de Educación de la Fundación Rockefeller, y en 1925, se convirtió en el director de la fundación de la división de estudios y educación médica. Mientras se trabaja para el Consejo General de Educación, Flexner guía muchas de las donaciones caritativas de los Rockefeller, la Carnegie fideicomisos, George Eastman, el Whitney familia, John Pierpont Morgan, y otros dirigentes empresariales latinoamericanos. Durante el transcurso de una década, Flexner han ayudado a distribuir 50 millones de dólares don de la familia Rockefeller para reorganizar la enseñanza de la medicina.

Después de su retiro de la Junta de Educación en 1928, Flexner se convirtió en el primer director del Instituto de Estudios Avanzados de la Universidad de Princeton, Nueva Jersey. El instituto se hizo internacionalmente conocido por sus investigaciones en el campo de las matemáticas y la física teórica, con una facultad que Albert Einstein, John von Neumann, y J. Robert Oppenhemier. Flexner se jubiló como director del instituto en 1939 y se dedicó a la escritura. En 1940, publicó su autobiografía, "Recuerdo" (publicado en 1960, Abraham Flexner: Una autobiografía)."

Apéndice D – La Honorable Sra. Katherine Langley; según los Actos, las Crónicas y debates del Congreso 76to, la Tercera Sesión.

Apéndice E – Dra. Alice Stewart

El Dr. Alice Stewart era un epidemiólogo que demostró los vínculos entre la exposición a la radiación y el cáncer, y obligó a las autoridades a una mayor apertura. Durante más de 40 años, la epidemióloga Alice Stewart desafió las estimaciones oficiales de los riesgos de la radiación. Su investigación en 1956 y 1958 ha alertado a los profesionales de la medicina a fetal el vínculo entre los rayos X y cáncer en la infancia. Dos décadas más tarde, en la década de los años sesenta, se volvió a un cambio en las prácticas de trabajo cuando se publicó un estudio que muestra que los trabajadores de las armas nucleares las plantas tienen un mayor riesgo para la salud de las normas internacionales de seguridad. En 1974, después de haber retirado oficialmente y se trasladó de Oxford a Birmingham, donde ella había aceptado una investigación nombramiento, el de 68 años Stewart recibió una inesperada llamada telefónica desde Estados Unidos. El Dr. Thomas Mancuso, quien había sido en el trabajo en un estudio realizado por el gobierno de la salud de los trabajadores de instalaciones nucleares en Hanford, el complejo de armas que producen plutonio para el Proyecto Manhattan, la deseaba a "tener una mirada más cercana" en sus datos.

Estudio de Mancuso se había prolongado durante más de una década, y no se espera que suba nada preocupante, ya que la exposición de los trabajadores en Hanford, la mayor y más antigua instalación nuclear en el mundo, estaba dentro de los límites de seguridad establecidos por las directrices internacionales. Pero Stewart y Kneale, la estadística se ha encontrado que el riesgo de cáncer para los trabajadores era aproximadamente 20 veces mayor de lo que se ha dicho, un descubrimiento que chocan con la multimillonaria Hiroshima y Nagasaki estudios internacionales sobre los que se basan las directrices de seguridad.

El Departamento de Energía estadounidense desestimó Mancuso y trató de aprovechar los datos. Pero Stewart y Kneale tomó su trabajo regresar a Inglaterra , y junto con Mancuso, publicó una serie de estudios que siguieron a corroborar un cáncer muy superior a la Hiroshima estudios indicados. El Departamento de Energía negó los científicos más el acceso a los registros y los trabajadores mantienen investigación bajo estricto control gubernamental.

Aunque los métodos estadísticos del estudio fueron criticados por la Oxford epidemiólogo Richard Doll (que había sido uno de los primeros en demostrar la relación que existe entre el hábito de fumar y el cáncer), el Mancuso conclusiones atrajo la atención pública y provocó las investigaciones del congreso en 1978 y 1979.

Los accidentes de Three Mile Island en 1979 y el de Chernóbil en 1986, mientras que los gobiernos británico y estadounidense estaban tratando de ampliar las instalaciones nucleares y la fabricación de armas, el movimiento anti-nuclear vuelve a la vida, y Stewart se convirtió en uno de sus héroes. Se encontró gran parte de la demanda, como un testigo experto para testificar en contra de la instalación de las instalaciones nucleares y los basureros y a declarar en los casos de indemnización por los veteranos y las víctimas que habían vivido en popa de varias plantas.

En 1986, cuando tenía 80 años, recibió el Right Livelihood Award, el "Nobel alternativo", como se la llama, que se otorga en el Parlamento sueco el día antes de que el Premio Nobel de la Paz en honor de quienes han hecho contribuciones a la mejora de la sociedad. La Embajada del Reino Unido, sin embargo, se negó incluso a enviar un vehículo al aeropuerto a buscar. En 1992 se le concedió el Premio Ramazzini de la epidemiología.

Incluso en los años Stewart estaba haciendo docenas de apariciones públicas en nombre de los activistas en Gran Bretaña y Estados Unidos, siempre insistía en que ella era un científico, no un activista, y que ella no tiene un programa político. Ha publicado más de 400 artículos en revistas científicas. Sin embargo, a pesar de que podría entregar sus conclusiones en persona con una claridad excepcional, sus publicaciones son a menudo muy difícil de descifrar.

En 1986, Stewart recibió una donación de 1,4 millones de dólares a estudiar los efectos de las dosis bajas de radiación. Esto no vino de una agencia del gobierno o institución académica, pero a partir de los activistas, y deriva de la multa impuesta a la Isla de las Tres Millas .

Para llevar a cabo el estudio, Stewart necesita el acceso a los trabajadores de las centrales nucleares de registros, pero el gobierno norteamericano se negó a dejarlos en libertad. Tomó varios años y varias Libertad de Información se adapte a acceder a ellos. Cuando en 1992 Stewart finalmente se le concedió el acceso a los registros de una tercera parte de los trabajadores de instalaciones de armas nucleares en los ESTADOS UNIDOS, la primera página de The New York Times lo llamó un golpe de libertad científica.

Apéndice F – Un Estudio de Leucemia en Tres Estados

Entre 1959 y 1962 más de 1.200 familias en Maryland , Minnesota y Nueva York fueron parte de un gran proyecto de investigación llamado el Estudio de Leucemia de Tres Estados. El propósito de este estudio fue identificar factores de riesgo de leucemia infantil. En ese momento, los científicos de Roswell Park Cancer Institute pregunta las madres de los niños con leucemia y las madres de niños sanos con una serie de factores que pueden estar relacionados con un mayor riesgo de leucemia.

Estas madres también proporcionó información muy específica acerca de cada uno de sus embarazos. Este estudio anterior identificó varios factores importantes de riesgo para la leucemia. Estos resultados del estudio se han publicado en numerosas revistas científicas e hizo importantes contribuciones al conocimiento científico. Estaríamos encantados de enviarle una copia del informe. Para solicitar copias, llame al 1-877-ASK-ATCR) (1-877 -275-7724) y mencionar el Estudio de Salud de 3-estados. Nota el tamaño del estudio. No es una pequeña muestra. Nota las palabras "prominente y demostrado".

No es de extrañar que, el Dr. Bross perdió la financiación del Instituto Nacional de Cáncer cuando su estudio fue publicado en el respetado diario americano de la Salud Pública. A pesar de que el Dr. Bross es un eminente investigador quien se ha ocupado puestos prestigiosos en los principales centros de salud incluyendo Roswell Park y John Hopkins.

Apéndice G – El Artículo de AMA

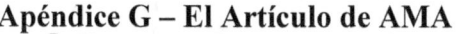

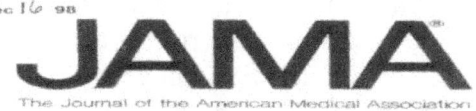

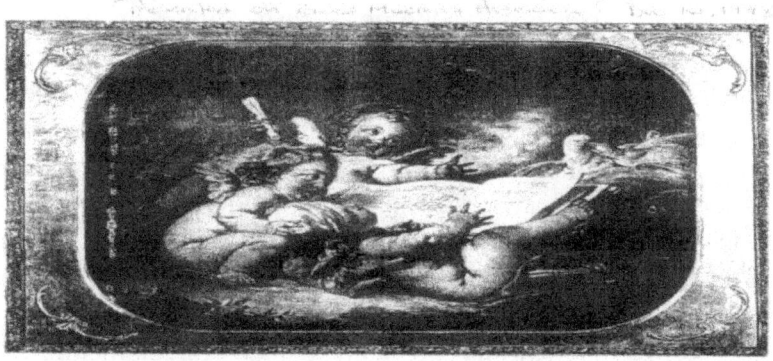

Apéndice H –Sesión para una Propuesta de ley en Senado/Cámara

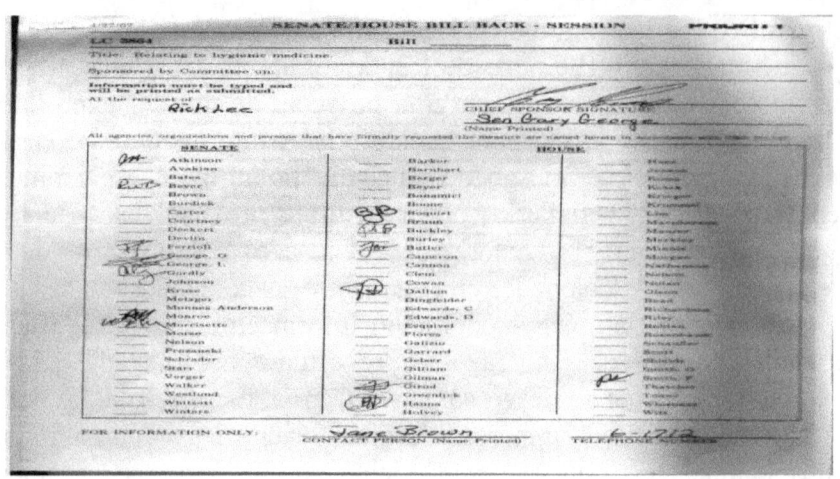

"Multitudes permanecen en inexcusable ignorancia en cuanto a las leyes de su ser. Se están preguntando por qué nuestra carrera es tan débil, y por eso se mueren prematuramente. No hay una causa? Los médicos que profesan comprender el organismo humano, prescriben a sus pacientes, e incluso para sus seres queridos niños, y sus compañeros, el lento veneno para acabar con enfermedades, o para curar una ligera indisposición. Sin duda, no pueden darse cuenta de la maldad de estas cosas o que no podían hacer así. Los efectos del tóxico puede no ser inmediatamente percibido, pero está haciendo su obra seguramente en el sistema, socavar la constitución, y a la abrumadora naturaleza en sus esfuerzos. Están tratando de corregir un mal, sino producir una mucho mayor, que a menudo es incurable. Por lo tanto, aquellos que son tratadas, son constantemente enfermo, dosificación y constantemente. Y, sin embargo, si se escucha a su conversación, que a menudo escuchará a alabar las drogas se han utilizado, y recomendar su uso a terceros, ya que se han beneficiado por su uso. Parece ser que , como el que puede a razón de la causa al efecto, el sauce rostro, la continua denuncia de enfermedades, y el general postración de los que dicen que se han beneficiado, sería suficiente pruebas de la destrucción de la salud influencia de las drogas. Y sin embargo muchos de ellos están tan ciegos que no ven que todos los medicamentos que no curan, pero empeorado. La droga números no válidos en el mundo, pero por lo general es mal humor, irritabilidad, siempre enfermo, persistente de una miserable existencia, y parece ser que solo viven para poner en ejercicio constante la paciencia de los demás. Drogas venenosas no han matado directamente, pues la naturaleza es reacia a abandonar su de la vida. Que no está dispuesta a dejar sus luchas. Sin embargo, estos consumidores de drogas no son así." Selected Messages, 2do Libro; White, *Sickness and Its Causes (la enfermedad y sus causas)*, p. 453.

Referencias:

Mendelson, Robert S. M.D.
   Confessions of a Medical Heretic (Las Confesiones de un Hereje Médico), pp. 16, 17.

Dr. James Balch, M.D. and Phyllis Balch. Rx Prescription for Cooking.
   Nutrients Targeted for Specific Body Parts (Rx Prescripción pp. 18-26.
   PAB Books Publishing, Inc, 1991.

George Alexander. Readers Digest Article
   How Life Began on Earth, pp. 116120.
      November 1982.

Moodie, R.
      Antiquity of Disease.
      University of Chicago Press

Thorwald, J.
      Science and Secrets of Early Medicine,
      pp. 39, 1962;

Ucko, D.P.
      American Review of Respiratory Disease.
      pp. 90, 1964

"International Standard."
      Set by the EU *Codex Alimentarius Commission*.
      http://www.cfsan.fda.gov/~dms/dscodex.html.

White, Ellen. Patriarchs and Prophets:
      The True Object of Education, pp.595, 596.
      Pacific Press Publishing Association, Mountain View, California 1958.

White, Julius G. The Christian Experience: The Place of Physiology in Christian
Education and in Christian Experience, pp. 168-176.
Northwestern Publishing Association; Sacramento, Calif., 1945.

Thiel, Robert J. Ph. D.
      Naturopathy for the 21st Century.

Major, Ralph.

A History of Medicine, p. 28.

Garrison, Fielding MD.
An introduction into the History of Medicine.
pp. 61, 62, 161, 162

Major, Ralph. A.
History of Medicine, p. 28.

Lois, Wagner N.
A History of Medicine, pp. 19,20.

Jobes, Gertude.
Dictionary of Mythology, Folklore and Symbols.
pp. 266, 267.

Arnold Whittick.
Symbols, Signs and their Meaning,
1961, p. 40.

E.A. Walls Budge.
Amulets and Superstitions.

Moodie, R.
Antiquity of Disease, University of Chicago.

Thorwald.
Science and Secrets of Early Medicine.
1962, p. 39.

Harris, J.E. and K.R. Weeks.
Second X-Raying the Pharaohs; Charles Scribner & Son.
New York, N.Y., 1973.

Rosen, George, M.D.
History of Public Health, pp. 63-65.

Gibson, Rosemary and Janardan.
Wall of Silence: The Untold Story of the Medical
Mistakes that Kill Millions of Americans.

The Journal of American Medical Association,
July 26, 2000, pp. 284(4):483-5

Lapp'e, Marc, PH.D. When Antibiotics Fail.
    University of Illinois, College of Medicine

Buhner, Stephen Harrod. Herbal Antibiotics:
    The End of Antibiotics? pp 4-5.
    Storey Books; Pownal, Vermont. 1999.

Estes Park Institute 2000.
    Estes Park, Colorado.

White, Ellen. Council on Health:
A Warning Against Spiritualistic Physicians, pp. 454.
Pacific Press Publishing Association, Mountain View, California. 1923.

Vasquez, Manuel. The Mainstreaming of the New Age.
Traditional Chinese Medicine, Including Acupuncture; Other Occult
Therapies, pp. 131, 142, 155, 157. Pacific Press Publishing Association,
1998.

Journal of Cancer.
    Cancer Research 44, [pp.1735-1742, May 1984]

Black, Dean. Health at the Crossroads:
Taking Healing from Natures' Hands, pp. 9-11, 23-25, and 29.
    Tapestry Press, Springville, UT. 1988.

White, Ellen. The Ministry of Healing.
Coworking of the Divine and the Human; The Use of Remedies, pp.112,
237. Pacific Press Publishing Association, Mountain View, California 1909.

Sagan, Carl. The Skeptical Inquirer Journal.

White, Ellen. Spiritual Gifts Volume 4 "Health", pp. 120-151.
Review & Herald Publishing Association, Washington, D.C., 1945.

Nedley, Neil, M.D. Proof Positive:
The Frontal Lobe, pp. 260. Neil Nedley, M.D., Ardmore, OK, 1998.

White, Ellen. Desire of Ages: Calvary, pp. 746
 Pacific Press Publishing Association, Mountain View, California, 1940.

White, Ellen. Council on Health: The Christian Physician; City Conditions, pp. 34, 55, 61, 272-274, 356, 746. Pacific Press Publishing Association, Mountain View, California. 1923.

American Journal of Public Health. 1996, Mar;86(3): pp. 341-346

2 Selected Messages, Review & Herald Publishing Association, Ellen White, p. 458.

Levin JS, Vanderpool. HY. Is frequent religious attendance really conducive to better health, towards an epidemiology of religion? Soc Sci Med 1987; 24(7): pp. 589-600.)

Levin JS, Chatters LM, Taylor RJ. Religious effects on health status and life satisfaction among Black Americans. J Gerontol B. Psychology, Science, Sociology. 1995 May; 50(3): 154-163.

Ellison CG. Religious Involvement and Subjective well-being. J Health Soc Behav 1991 Mar;32(1):80-99.

Journal of Longevity.
        Vol. 9/No 7, p. 3, 5

White, Ellen. Testimonies for the Church, Vol. 1
Sympathy at Home, pp. 701.
Pacific Press Publishing Association, Mountain View, Calif., 1948.

White, Ellen. Counsels on Diet and Foods.
Physiology of Digestion, Regularity in Eating, pp. 103, 173, 419.
Review & Herald Publishing Association, Takoma Park, Washington, D.C. 1946.

The Journal of American Medical Association. Hard vs. Soft Water: Monroe County, Florida, October 7, 1974.

White, Ellen. 2 Selected Messages, Book 2:
Disease and its Cause, p. 458.
Review & Herald Publishing Association, Washington, D.C., 1958.

White, Ellen. Counsels on Diet and Foods:
Beverages, pp. 420. Review & Herald Publishing Association, Takoma Park, Washington, D.C. 1946.

White, Ellen. The Ministry of Healing:
Diet and Health, pp. 295.
Pacific Press Publishing Association, Mountain View, Calif., 1909.

Journal of the American Medical Association (JAMA):
Intensive Lifestyle Changes for Reversal of Coronary Heart Disease, pp.
2001. JAMA, December 16, 1998.

Karjalainen, J. Martin JM, et al.
A bovine albumin peptide as a possible
trigger of insulin-dependent diabetes mellitus.
N Journal of Med 1992 Jul 30; 327(5):302-307.

Finberg JP, Seidman R, Better OS.
Clin Exp Pharmacol Physicol, Cardiovascular responsiveness
to vasoactive agents in rats with obstructive jaundice.
1982 Nov-Dec; 9(6):639-643.

Boksa P, Mykita S, Collier B.
Arachidonic acid inhibits choline uptake and
cortical synaptosomes. J Neurochem 1988
Apr; 50(4):1309-131.

White, Ellen. How to Live: pp. 57.
Pacific Press Publishing Association, Mountain View, California.

White, Ellen. Health Reformer: Review & Herald, April 1, 1877.

White, Ellen. My Life Today: pp. 136
Review & Herald Publishing Association, Takoma Park, Washington D.C.

White, Ellen. Mind, Character, and Personality Volume 2:
Thought Habits, pp. 662.
Southern Publishing Association, Nashville, Tennessee. 1977.

White, Ellen. Testimonies for the Church, Volume 2:
Exercise and Air, pp. 527.
Pacific Press Publishing Association, Mountain View, Calif. 1948.

White, Ellen. Child Guidance:
Cleanliness, p. 108-9
Southern Publishing Association, Nashville, Tennessee. 1954.

Tenpenny, Dr. Sherri J, D.O. <u>Newsweek:</u>
    <u>The Bird Flu</u>

Young, Robert O., Ph.D., D. Sc. <u>Sick and Tired:</u>
<u>How the "Lost Chapter" Was Lost</u> p. 23.
Woodland Publishing, Pleasant Grove, UT. 2001.

Miller, Neil Z.
    <u>Vaccines: Are They Really Safe and Effective?</u>
<u>A Parent's Guide to Childhood Shoots.</u>
Santa Fe, NM: New Atlantean Press, 1996.

Walene, James.
    Immunization: The Reality Behind the Myth,
    2nd Edition. Westport Conn.: Bergin & Garvey,
    an imprint of greenwood Publishing Group, 1995.

Taylor, Global 2000 Member

The New American<u>. Population Control:</u>
<u>UN Attack on World Population</u>.
    TNA Vol. 17, No. 22, p. 33-3

The New American. POPULATION CONTROL:
Wolf in "Humanitarian" Clothing
TNA Vol. 16, No. 14 pp. 35-37

Ferrell, Vance. <u>The Broken Blueprint:</u>
Harvestime Books. 2003
Box 300, Altamont, TN. 37301

White, Ellen. <u>Counsels to Parents, Teachers, and Students:</u>
<u>A Missionary Education,</u> pp. 532.
Pacific Press Publishing Association, Mountain View, Calif., 1943.

White, Ellen. <u>Spalding and Megan Collection:</u>
<u>Drug Science has been Exalted,</u> pp. 137.

www.ingramcontent.com/pod-product-compliance
Lightning Source LLC
Chambersburg PA
CBHW051513170526
45165CB00002B/460